U0031784

傳染病的世界史

人類二十萬年興亡史上最大戰爭！

石弘之

感染症の世界史

Hiroyuki Ishi

李漢庭——譯

WORLD HISTORY OF INFECTIOUS DISCASES

寫給臺灣讀者的話

新型冠狀病毒（COVID-19）爆發大流行，全球城市「風景」為之一變，幾乎所有人都戴上口罩，不敢彼此靠近；商家收銀檯掛上透明塑膠布，並在地上貼了足印記號好讓顧客排隊時保持距離。我們的身體已成了把疾病傳染給別人的凶器。

我長期鑽研傳染病與環境破壞的歷史，在這次新冠病毒出現之前，便一直擔心隨時會爆發傳染病全球大流行（Pandemic），於是著手撰寫本書。只是完全沒想到，此次病毒會以這樣的形式令世界迅速陷入恐慌。

研究傳染病的歷史，會發現每個世紀都有其象徵性的大流行：從十四世紀的黑死病大流行開始，到十七、十八世紀的天花、十九世紀的霍亂與結核病、二十世紀的流感等等。

這些大流行的導火線，就是人類社會的都市化。霍亂大流行的原因，在於工業革命後人類往都市聚集，沒有完備的供排水系統，而且飲用水遭穢物汙染；另一方面，天花、結核病、流感及冠狀病毒，則是人類在過度密集的城市中藉由飛沫、空氣和接觸，導致傳染更形擴散。可以說，這正是舒適方便的都市中所潛藏的風險。

一九六〇年代，人類已知冠狀病毒是引發感冒的病毒之一。但是從本世紀起，冠狀病毒的毒性逐漸增強，幾乎每十年就會引發一次大流行，例如二〇〇二年的「重度急性呼吸道症候群」（SARS）、二〇一二年的「中東呼吸道症候群」（MERS），以及這次的新型冠狀病毒。

而人類社會的都市化，進入本世紀後更是突飛猛進，大城市成了病毒的培養皿。城市擴張造成環境破壞，野生動物被趕出森林，闖進人類社會，而牠們身上的病毒透過其他動物媒介，傳染給人類。例如冠狀病毒可能原本寄生在棲息於中國內地菊頭蝙蝠的體內，透過穿山甲（尚未有定論）才傳染給人類。

此外，食用肉品的消費量，以及大幅增加的寵物飼養數量，使得人類與動物接觸的機會急速增加。人類一萬多年來與家畜密切接觸，造成最少與狗有六十五種共通的傳染病，與牛有五十五種，與豬也將近四十種。

我在研究傳染病歷史的過程中，最讓我感到難過的一點就是：一旦疫情爆發，必定隨之帶來偏見、歧視、以及少數者遭到排擠。這一次的大流行，亞洲人在世界各地也成了眾矢之的，甚至因大流行而成為政治籌碼。政客將病毒視為鞏固政權的選戰工具，在外交上更以病毒來打擊特定國家。

這次的全球冠狀病毒大流行，我們日本人以尊敬與羨慕的眼光看待臺灣。從二〇一九年十二月底中國出現新型冠狀病毒以來，目前已有一百九十六個國家與地區感染病毒，人數超過兩千八百六十萬人，並造成約九十一萬人死亡（截至九月十三日統計）。

相較之下，臺灣僅僅四百九十八人感染，七人死亡（截至九月十三日統計）。臺灣在這次新冠肺炎的防疫工作上，獲得全世界的高度評價。臺灣不僅很早就發現中國武漢市出現的新型冠狀病毒疫情，並在二〇一九年十二月三十一日便將資訊通報給世界衛生組織（WHO）要求提高警覺，也針對從武漢入境的民眾進行篩檢。

中國當局在一月二十日宣布「確認病毒會人傳人」，臺灣隨即成立「中央流行疫情指揮中心」（CECC），日本則再晚十天才成立了「傳染病對策總部」。

當日本人買不到口罩束手無策的時候，臺灣早在二月六日推行口罩實名制，利用健保卡到各藥局領取。推動口罩實名制的人，是專精於數位領域的行政院政務委員唐鳳，據說他是十九歲就在矽谷創業的天才。政府能晉用這樣的能人為閣員，並屢屢提出創新的防疫對策，想必不只我一個日本人覺得羨慕。

反觀日本的安倍首相精心推出的防疫對策，即四月一日宣布分發布口罩給全國國民，原訂於五月中寄發，結果我和家人直到六月下旬才收到。而且收到的口罩粗製濫造，令人難以置信，除了首相本人，我沒見過身邊有誰戴上這款口罩。

日本各地方政府回報感染者與死亡人數，是先由醫師手寫資料，傳真給各地衛生單位彙整後再傳真給中央政府；如此「傳統」的做法令人瞠目結舌。而且PCR篩檢只聞風聲不見執行，至今日本仍未確實掌握實際的感染人數。

日本政府原訂要發給每位國民十萬日圓，但是政策宣布了兩個月，目前筆者仍未領到。不僅如此，政府還宣布將發放各種援助款項，全都雷聲大雨點小。目前日本國內的不滿情緒逐漸高漲，而政府完全沒有辦法想像老百姓生活得有多害怕且辛苦；就這點來說，日本與臺灣政府的做法截然不同。

日本在兵荒馬亂之際，臺灣的感染與死亡人數都控制在全球最低標準，無數日本人對臺灣的本領拍手叫好。

我在東京大學任教時教過一名學生，她在非洲進行醫療援助活動時認識了臺籍醫師，兩人結婚後定居臺北。關於這次疫情，我也向她詢問了臺灣的詳細狀況。

她很了解臺日兩國的狀況，表示「臺灣醫師非常優秀，而且政府核心有許多具備醫師資格的官員」。蔡總統的副手陳建仁副總統，就是在美國一流大學取得公衛博士資格的醫師；而在衛福部壓制冠狀病毒疫情的陳時中部長，則是政府由民間延攬入閣。陳時中先生本身是牙醫師，也是

CECC指揮官，每天細心地向國民解釋新冠病毒疫情。

許多國家的民眾都在批評政府的疫情負責人，陳時中卻受到國民的尊敬與支持，號稱「鐵人部長」。SARS疫情爆發時，臺灣的感染人數高居世界第三，遭受嚴重打擊，因此用心做準備以因應下次到來的疫情，而這些準備也發揮了功效。學生給我的郵件結尾寫道：「我們能安心過日子，不必受到冠狀病毒威脅，實在令人開心。」

我們從臺灣的防疫工作中得到許多教訓。首先，傳染病出現時要盡早封鎖，並力求資訊公開透明，建立政府與社會的互信關係。像日本這般臨陣磨槍又慢上好幾拍的應變措施，徒增社會成本，也加深民眾恐慌。至於網路和媒體胡亂散布毫無事實根據的謠言，也應採取措施積極處理。

從我的經驗來看，新型冠狀病毒確實是棘手的傳染病，相信往後仍會不斷突變，約莫每十年流行一次，繼續威脅人類與其文明吧。

病毒的生存根源於地球生命的活動，只要地球還在，病毒就不會消失殆盡。甚至可以說病毒在我們肉眼看不見的地方，維持著生物進化與生態系的健全；如果沒有病毒，人類與其他生物都難以存續。若你讀過本書必然能理解：人類只能選擇與病毒共存。

等到此次新冠疫情平息結束，民眾生活回歸日常，想必全球的政治、經濟，乃至日常生活、人們的工作心態也將完全改變。

今後的歷史將不斷重演人類與傳染病之間的對抗與妥協，而這次臺灣抗疫成功的事蹟，將成為最佳典範。

二〇二〇年九月　石　弘之

第二部　與人類共存的病毒和細菌　093

前言──「幸運祖先」的子孫們

「醫學發達，遲早能夠征服傳染病」，許多人曾經對此深信不疑。世界衛生組織（WHO）在一九八〇年宣布，折磨人類已久的天花已經滅絕；隔一年，日本國內也不再出現小兒麻痺病例，民眾對抗疫成功的期望來到頂點。

然而諷刺的是，天花消失了，愛滋病卻以超乎想像的驚人速度傳遍全球；另一方面，即使研發出流感疫苗，流感病毒還是不斷出現「新型」；此外還有伊波拉出血熱、登革熱、西尼羅熱等新病原體流行，無法預防也無法治療；就連原本已獲控制的結核病，似乎也捲土重來。

微生物會寄生在宿主（人類與其他動物）身上繁殖，這就叫做「傳染」；宿主被微生物傳染而生病，則稱為「傳染病」。日本也稱為「瘟疫」或「流行病」，但目前除了農業與畜牧業，日本官方幾乎統一稱為傳染病。

我們有一批「幸運的祖先」，在過去多次爆發的傳染病大流行中存活下來。而且我們發明了完善的供排水系統、研究醫學並推廣醫療設施與制度、優化營養，以及透過各種手段對抗傳染病。儘管如此，傳染病仍未消失。因為我們忘了，造成傳染病的微生物也是從四十億年前繁衍至今，也有一批「幸運的祖先」。如果人類提升免疫力、強化防疫機制，微生物當然也能找出抗衡的手段。

人類接連使出的招式，對微生物來說是攸關生死的重大危機。人類盡全力抵抗疾病，微生物當然也因此產生抗藥性，演變出更強的毒性，用不同系統來作戰，簡直就是一場恐怖平衡的「軍備競賽」。

動物行為學家理查・道金斯（Richard Dawkins）的「利己基因」理論指出：「所有生物都會採取利己行動，讓自身的成功率（生存率與繁殖率）高於其他生物。」這樣看來，人類與微生物為了留下自己的基因而努力生存繁殖，完全如出一轍。

我們在分析裝滿了過去基因資訊的「過渡化石」後，才能夠真正追溯這場軍備競賽的歷史與真相。本書將為各位介紹這些最尖端的研究成果。

自從人類開啟農業與畜牧生活，定居並發展密集的聚落，人與人之間、人與家畜都有了更密切的接觸，傳染病也就此成為人類生命的威脅之一。流感、SARS、結核病，都是在高密度社會下才爆發的大流行。

為了應付暴增的肉食需求，人類大量生產雞、豬、牛等肉品，導致家畜疾病傳染給人類的機會大增；寵物熱潮興起，飼主因此接觸到動物的病原體；而人類為了開闢農地與居所，快速開墾熱帶雨林，縮短了人類與野生動物間的距離。最終，人類原本難以觸及的新興傳染病接連出現，而且都擁有超強的傳染力。

交通工具變得更便捷後，人類得以大量且快速移動，病原體也無需花費多少時間就被帶至世界各地。全球每年超過十億人出入各國，日本每年也有高達一千萬人次遊客來訪。至於愛滋病、子宮頸癌、生殖器皰疹等性病在國內的病例節節上升，也與人在性行為模式上的轉變脫不了關係。可見「天災」背後潛藏著難以計數的「人禍」。

全球性的傳染病大流行，歷史上大概每三十到四十年會爆發一次；但在一九六八年的「香港流感」以來，已經超過四十年沒有發生全球性的流行疾病。不過，別忘了物理學家寺田寅彥關於傳染病的名言：「你忘了，他就來。」

只要我們住在地球上，就無法完全擺脫地震與傳染病。地球自誕生以來，會因地殼變動而發生地震，而傳染病也是自生命誕生以來，就從未消失的生物進化活動之一。無論是十四世紀的鼠疫，抑或二十世紀初期的西班牙流感，傳染病與人類的歷史息息相關，想必往後也將持續影響人類社會。

人類雖說稱霸了地球，微生物卻是人類唯一的天敵；同時，也是幫助我們生存的有力夥伴。我在這本書挑選出我們身邊常見的傳染病，並站在環境史的立場探討彼此恩怨糾結的歷史。希望能幫助各位讀者，進一步理解我們肉眼看不見、卻浩瀚無垠的微生物宇宙。

二〇一七年十二月　石　弘之

序章

伊波拉出血熱與登革熱——突發流行的震撼

1　對抗最強傳染病——伊波拉出血熱

死亡率九〇%

二〇一四年，西非爆發伊波拉出血熱大流行，震撼世界。自從東日本大地震的福島核災之後，好久沒在日本的電視新聞上看到這麼多人身穿厚重防護衣了。

事實上會有許多形式的警訊，告訴我們將有無法應付的病毒大流行發生。即使如此，人們還是像高舉「核電安全神話」般深信未來將一帆風順，怠忽對可能事故的因應對策，終遭病毒反噬。於是當人類失手讓病毒跑出爆發地西非，甚至將禍及遙遠的紐約。

伊波拉病毒擁有強大的傳染力，會溶解內臟，造成全身噴血死亡，不僅死狀淒慘，死亡率更高達九成；就算幸運痊癒，也通常會留下失明、失聰、腦障礙等嚴重的後遺症。對於抵抗過各種傳染病的人類來說，又面臨新一波強悍的傳染病戰役要開打了。

伊波拉出血熱由於無法治療，只能隔離病患或流行區域，等待病毒自然消退；突然從中國南部出現的SARS，沒多久就擴散到全球三十個國家與地區，它又是依循何種途徑？十四世紀造成歐洲人口驟減的鼠疫，是否會捲土重來？上世紀初讓世界大戰難以為繼的西班牙流感，是否將重演悲劇？而對於人類來說，已然消退的大流行，絕對不允許再次爆發。

專家紛紛主張，傳染病大流行必然會發生。例如近年來不斷出現的「新型傳染病」（Emerging Infectious Diseases），絕大多數來自動物身上的細菌或病毒，也就是「動物來源傳染病」。至於伊波拉出血熱病毒，應也是來自在熱帶雨林深處與蝙蝠共生的病毒。

然而，現代人大規模破壞熱帶雨林，擴張聚落，野生動物失去住處，漸漸出現在人類的生活圈。傳染病一開始只出現在熱帶雨林中的村落或屯墾區，如今已將魔掌伸到大城市；而且隨著交通工具發達，病毒得以在短時間抵達地球的任何角落。

二〇一四年爆發傳染

WHO在二〇一四年三月二十五日接獲幾內亞政府報告：「東南部有四個地區發生伊波拉出血熱的集體傳染。」總共八十六人感染，五十九人死亡。美國的防疫核心機構、美國疾病管制預防中心（CDC）立刻派出專家前往。但是流行不見緩和，連首都柯那克里都淪陷。接獲報告的一個月之後，已有兩百四十二人感染，一百四十二人死亡。

經過專家調查，大概從四個月前感染就已發生。前一年的十二月六日，幾內亞南部的格科圖（Guéckédou）有一名兩歲男孩死亡，專家推斷該男孩即為流行源頭（零號病患），不過感染路徑不明。聽說孩子們常捉蝙蝠烤來吃，而男孩的姊姊、母親、祖母也於隔週相繼出現高燒、腹瀉、出血等症狀死去。

格科圖位於幾內亞、賴比瑞亞、獅子山三個國家的邊境上（圖1），是非洲最貧困的地區。這三個國家的人口經常互相往來，因此有許多人遠道而來參加男孩祖母的喪禮，並照當地習慣撫摸遺體驅邪，然後道別離開。結果這場喪禮，讓疾病迅速擴散到周邊城鎮。

五月，鄰國獅子山也有人發病；六月，鄰國賴

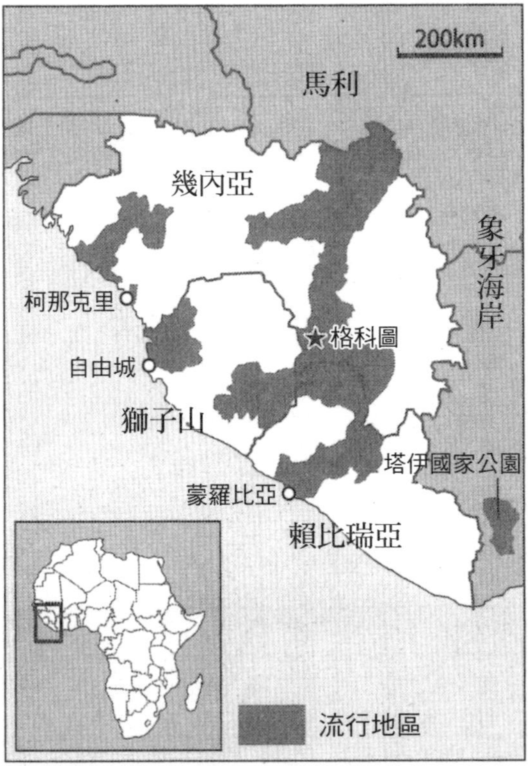

圖1　伊波拉出血熱的流行地區（CDC於2014年7月20日統計）

比瑞亞的首都蒙羅比亞也有人發病，就此爆發大流行。

死亡人數超過一萬人

WHO宣布進入緊急狀態，當時的WHO祕書長陳馮富珍警告：「在我們碰過的傳染病中，這是最強大、最複雜、最難以應付的一種。」於是決定緊急支援，阻止病情擴散。

九月，聯合國安全理事會宣布伊波拉出血熱的傳染是「國際和平與安全的威脅」。為了避免感染國遭到進一步孤立，全會一致決定解除旅客入境限制，向盟國要求提供緊急物資與人員。

CDC將警戒等級升到最高的「第三級」，建議民眾非必要勿前往這三個國家。各國也強化檢疫與隔離、限制民眾出國或前往疫區、停止定期航班；日本也強化了檢疫，提出國內出現病患時的處置，並提供相當於四千萬美元的援助，以及日本企業研發的藥物等等。

WHO表示二〇一五年四月十九日的感染人數與死亡人數，利比亞為一萬零兩百一十二人（死亡四千五百七十三人），死亡人數最多；接著是獅子山一萬兩千兩百六十七人（死亡三千八百七十七人），幾內亞三千五百六十五人（死亡兩千三百五十八人），奈及利亞二十人（死亡八人），馬利八人（死亡六人）。

包括疑似病例在內，總共有兩萬七千零七十九人感染，一萬零八百二十三人死亡，死亡率為四〇％。其中包括在疫區從事醫療活動的醫護人員，有八百五十人感染（一百五十人死亡）。實際上因為伊波拉出血熱無藥可救，很多人感染了就不去醫療設施，而且局勢混亂，難以掌控病患人數，實際的感染與死亡人數應該還更高。

後來英國諾丁漢大學的病毒學家喬納森．波爾教授率領團隊研究發現，只有三%的感染者就傳染了六一%的病患；也就是說極少數人感染了毒性超強的病毒，引發第二波流行。

出現病例的國家，原本是包含塞內加爾在內的西非六國，後來加上美國、英國與西班牙，達到九國之多。

儘管CDC宣布賴比瑞亞與獅子山的疫情已經趨緩，不過幾內亞的疫情時好時壞，還不能夠掉以輕心。

傳染擴散至歐美國家

人道團體派出美國醫師與傳教士前往賴比瑞亞，結果在當地染病，回到美國接受治療；後來英國護士也發病。當地氣溫超過攝氏三十度，濕度高達九〇%，在這樣的熱帶雨林氣候下長時間穿著防護衣，簡直就是酷刑。

後來在賴比瑞亞飛往奈及利亞的飛機上，一名美籍奈及利亞男子發病，一抵達拉哥斯當地機場就被送往隔離病房，但還是宣告不治。治療這名男子的奈及利亞護理師中，有一人死亡，另外五個接觸過病患的人遭感染，包括醫師。

美國境內第一個發病病例是一名賴比瑞亞男子，他在潛伏期間通過篩檢入境。剛開始去看診，醫師說症狀輕微就讓他回家，結果病情急遽惡化，發病第四天送往德州達拉斯的醫院進行隔離，後來男子死亡，在隔離病房接觸過死者的兩名護理師隨後也發病。

接著有一名美籍男醫師，從西非幾內亞回國後發燒，住進紐約的醫院，確認是伊波拉出血熱。這位醫師是「無國界醫師團」成員，曾在幾內亞治療病患。

在歐洲，西班牙有四名疑似病患遭到隔離，其中兩名西班牙傳教士是在疫區感染，回國接受治療後，都在馬德里的醫院死亡；照料傳教士的西班牙護理師後來也遭到感染；德國也發現三名病患，其中一人是在賴比瑞亞活動的聯合國男性員工，住進萊比錫的醫院後死亡。

對ＷＨＯ的批評

ＷＨＯ將伊波拉出血熱的流行程度定為「第五級」（共分六級，見表１），然而仍廣受批評應對上太過遲緩。ＷＨＯ職員整理出的內部文件，更是提油救火。該文件表示傳染擴大初期的應變策略失敗，原因包括「官僚主義」、「職員怠慢」、「缺乏資訊」等因素。

最快前往支援的「無國界醫師團」早在三月底就已向全球發出警告，而ＷＨＯ直到八月才宣布緊急狀況。這不禁讓人想起二〇〇九年ＷＨＯ宣布新型流感達到最高的「第六級」，結果弱毒性的流感病毒並未引發大流行，引致各界對其判斷的質疑。

其實正是因為各國得知流感進入緊急狀況，紛紛搶向製藥大廠買進疫苗，結果浪費不少錢。例如日本就花了三百二十億日圓進口兩千五百萬劑，結果報廢了一千六百萬劑，還繳了九十億日圓的違約金退掉八百萬劑。最後製藥廠大賺特賺，歐盟議會還組成特別委員會，追究ＷＨＯ與藥

警戒等級	狀態	
大流行前期 動物間出現新的亞型病毒，但尚未有人類感染	人類感染風險低	第一級
	人類感染風險提高	第二級
大流行警告期 新型亞型病毒 出現人類感染	沒有人傳人，或人傳人非常有限	第三級
	有證據顯示人傳人案例增加	第四級
大流行期	有證據顯示多數人傳人案例	第五級
	確定發生快速且持續的人傳人	第六級

表1　WHO的警戒等級（參考日本國立傳染病研究所網站資料製表）

廠之間的利益關係。

混亂擴大

各國擔心伊波拉出血熱大流行，因此紛紛限制疫區人員往來。美國當時的在野黨共和黨要求美國取消所有往來西非的航班；歐巴馬政府則認為禁航會封鎖人員與物資流通，不僅經濟惡化，也會導致疫情更嚴重，因此反對禁航。美國議會還針對派遣四千名美軍到西非的計畫提出抗議，認為「美國士兵可能有感染風險，船艦回國將載滿染疫官兵」。

另一方面，西非則出現不信任醫療體系的聲浪。賴比瑞亞的武裝集團攻擊病患隔離設施，解放了十七名住院病患，搶走醫療物資；獅子山則在抽血檢驗時出現暴動，民眾攻擊醫療團隊，造成兩人死亡，十人受傷。

幾內亞的醫療團隊在市場消毒時，有民眾誤傳是在散播伊波拉病毒，結果導致民眾與治安部隊發生衝突，至少五十五人受傷，全國還因此發布宵禁。

流行起源於七〇年代

一九七六年六月二十七日，東非蘇丹（現為南蘇丹，圖2）的恩薩拉，一名工廠倉庫守衛發燒到攝氏三十九度，病倒十天後全身出血而死。專家研判，原因可能來自他食用市場上的蝙蝠肉，之後確診為伊波拉出血熱。這名男子，就是伊波拉出血熱的「零號病患」。

沒多久，男子的家人與同事出現相同症狀，大批病患趕往附近馬里迪的診所。短短三個月就有兩百八十四人發病，一百五十一人死亡，死亡率高達五三%，令人聞之色變。

九月一日，伊波拉河對岸的剛果民主共和國（當時為薩伊）也受到波及。第一名病患是四十四歲的學校老師，被送到比利時教會的楊布克村診所，醫師診斷是瘧疾，注射了抗瘧疾藥物，但是針筒並沒有消毒，就這樣透過針筒傳染了出去。

最終共有三百一十八人發病，兩百八十人死亡。一個月後，診所的十七名工作人員中有十一人死亡，診所被迫封閉。至此，死亡率提升到八八%，明顯是非常強大的傳染病。

伊波拉出血熱沉寂了一段時間，又於一九九四年在西非加彭與中非開始流行，四百五十一人發病，三百五十一人死亡；一九九五年，距離剛果首都金夏沙三百公里的奇奎德，有三百一十五人死亡。

二〇〇〇到〇一年，烏干達有四百二十五人發病，兩百二十四人死亡；二〇〇一年到一三年，剛果民主共和國、剛果共和國、烏干達、奈及利亞等地，偶爾爆發零星流行。過去三十八年之間，非洲總共發生十九次集體感染。

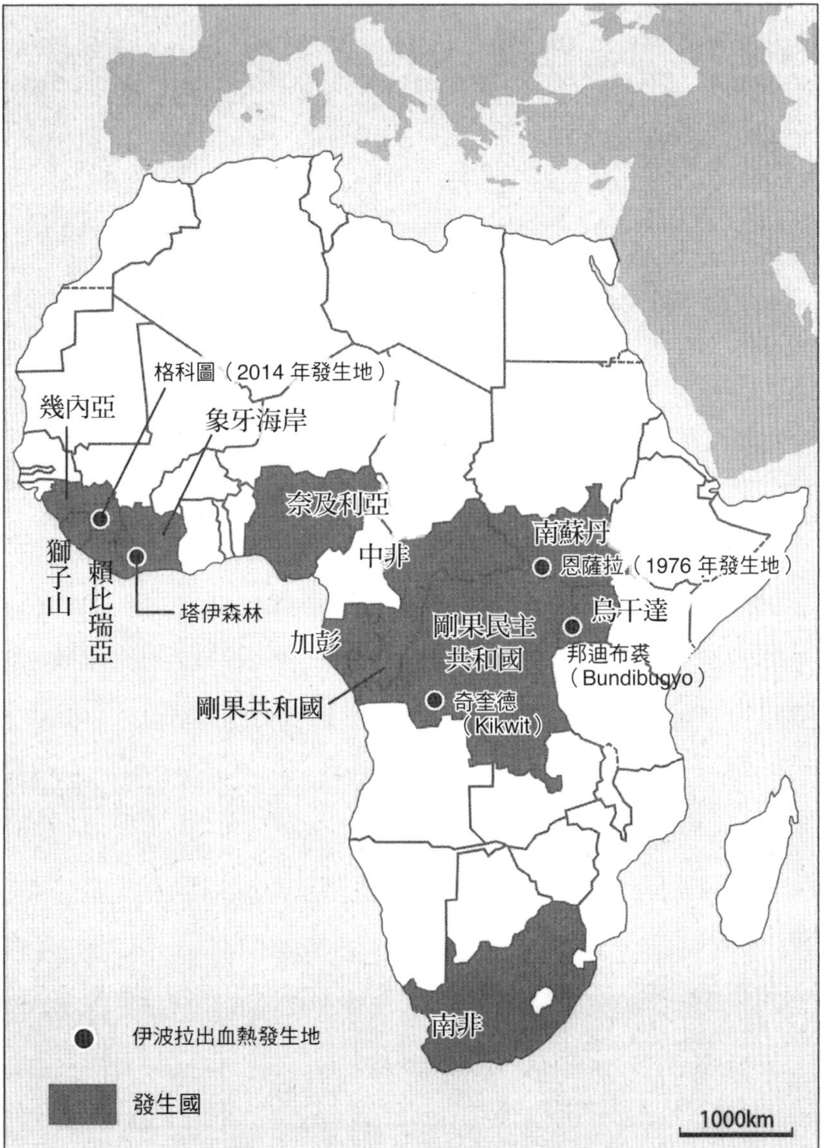

圖2　伊波拉出血熱流行地（1976～2014年，摘自WHO公報）

由於疾病流行區在伊波拉河流域，所以被命名為「伊波拉出血熱」，致死率五到九成，醫學上從未經歷過這麼高的數字。

二〇〇四年，位於俄羅斯西伯利亞的舊蘇聯生物兵器研究所，一名女性科學家誤用裝有伊波拉出血熱病毒的針筒刺傷手指，結果死亡，不經意透露出舊蘇聯試圖將這種病毒改造為生物武器。

新的變異病毒

伊波拉出血熱的發病為突發性，症狀包括發燒、發冷、頭痛、肌肉痠痛、食欲不振等等，跟流感很像，接著會出現嘔吐、腹瀉、腹痛等新的症狀；一旦繼續惡化，口腔、牙齦、結膜、鼻腔、皮膚、消化器官，全身都會出血，還會吐血與出現血便。伊波拉出血熱病毒只有在宿主出現症狀後，才具有傳染能力。

病毒主要透過血液與排泄物傳染，所以家人與醫護人員的感染率才會這麼高。不過病人的汗水與唾液，也驗出了病毒。

伊波拉出血熱病毒是細長型的RNA病毒，屬於絲狀病毒科，非常接近馬堡出血熱，形狀有絲線形、U字形、螺旋形等等。

目前已經確認了五種病毒株（系統），分別依發現地點命名為：（1）塔伊森林株（象牙海岸）、（2）蘇丹株、（3）薩伊株（薩伊現為剛果民主共和國）、（4）邦迪布袞株（烏干達）、（5）里斯頓株（美國維吉尼亞州）。

根據基因判斷，絲狀病毒的同類應該是出現於一萬年前，於七百到八百五十年前分裂為伊波拉出血熱與馬堡出血熱（詳見終章），又在約五十年前在非洲分為四種株，只有里斯頓株起源於亞洲。

薩伊株的毒性最強，死亡率高達九成。過去只要有超過十人以上死亡的大流行，六成都是由薩伊株造成；至於蘇丹株的死亡率為五成左右；塔伊森林株很少引發流行；邦迪布袞株則在二〇〇七年十二月，於烏干達西部的邦迪布袞引發流行，一百四十九人感染，三十七人死亡（死亡率二五%）。

里斯頓株，起源於一九八九年菲律賓出口短尾猴到美國與義大利作為實驗動物，後來猴子大量死亡，驗出了這種病毒。位於維吉尼亞州里斯頓的海瑟頓（Hazleton）研究機構，是實驗動物的檢疫機構，裡面有六名員工感染，但沒人發病。後來研究發現，里斯頓株對人類無害。

該機構位於美國首都華盛頓附近，一時引發「伊波拉出血熱登陸美國」的恐慌，理查・普萊斯頓的驚悚小說《伊波拉浩劫》（*The Hot Zone*）就是根據這事件改寫，之後還拍成電影。

傳染源是蝙蝠？

伊波拉出血熱病毒最有可能的自然宿主，就是住在熱帶雨林裡吃樹果的大蝙蝠。加彭的弗朗斯維爾國際醫學研究中心（CIRMF），研究了數萬種疑似自然宿主的野生動物，結果從大蝙蝠科的三種蝙蝠中發現了病毒基因。蝙蝠可以傳播一百種以上的病毒，是知名的「車手」。

伊波拉疫區的當地居民有食用蝙蝠的習慣，所以很可能直接感染；不過也疑似蝙蝠透過大猩猩等靈長類，再傳染給人類。蝙蝠咬了水果，水果掉落地面，靈長類撿來吃，因而被蝙蝠的唾液所傳染。

在伊波拉出血熱的流行疫區，民眾常常食用野生靈長類的肉，稱為野味（bush meat，見第九章）。民眾很可能在打獵或肢解獵物的時候，吃了有病毒的肉而感染病毒。

二〇〇一年，剛果共和國發生伊波拉出血熱流行，六十五人感染，五十三人死亡。同時間，位於剛果共和國東北部歐薩拉（Odzala）國家公園的大猩猩保護區，有八個家族共一百三十九隻低地大猩猩不見蹤影。這座國家公園居住有很多低地大猩猩，CIRMF於隔年從四隻大猩猩與兩隻黑猩猩的屍體上，分離出伊波拉出血熱的病毒。

德國馬克斯—普朗克（Max-Planck）醫學研究所調查顯示，二〇〇二年到〇五年間，約有五千五百隻大猩猩死亡。推測大猩猩與黑猩猩並非病毒的自然宿主，而是跟人類一樣感染了病毒。

另外，菲律賓馬尼拉的養豬場則在二〇〇七到〇八年間，豬隻相繼死亡。CDC調查發現，豬隻感染的是里斯頓株的病毒。這是第一次發現家畜傳染；同時間有一名養豬場員工感染，但是沒有發病。後來發現，伊波拉病毒除了會傳染給靈長類和豬之外，還會傳染給羚羊、山豬、狗等動物。

破壞森林逼出了病毒

為什麼非洲會出現這麼可怕的病毒？保護生物多樣性的科學家團體「環境健康聯盟」

（ecoHEALTH）在非洲、中南美洲等二十多國活動，副會長喬納森．艾普斯汀警告：「新型傳染病有七五％來自動物，破壞森林會逼失去住所的動物們進入人類社會，散播病原體。」

過去伊波拉出血熱流行，大多發生在熱帶雨林中的部落。但隨著人口不斷增加，幾內亞開始砍伐森林，擴張農地，原本躲在森林深處的大蝙蝠，住處遭到破壞，或許就因此散播了伊波拉出血熱病毒。

電影《危機總動員》中引用了非洲巫醫的話：「人們砍樹，進入人們不該靠近的地方，驚動眾神，眾神才會散布瘟疫懲罰人類。」

伊波拉出血熱流行，通常緊接在大規模破壞自然環境之後。例如加彭是錳、鈾等礦石產地，一九九四年加彭大舉破壞森林開發金礦，結果馬上爆發了大流行。

獅子山境內曾擁有大面積的熱帶雨林，如今森林只占國土的四％，遲早會被砍個精光；賴比瑞亞的熱帶雨林面積只剩不到兩成，而森林砍伐權大多賣給了外國企業。

我曾經調查象牙海岸的塔伊國家公園，那裡被登錄為世界自然遺產，有禁止開墾的熱帶雨林，並住有侏儒河馬、侏儒黑猩猩等瀕絕動物。但是我親眼目睹那裡的雨林遭人為焚燒，千瘡百孔，令人震驚不已。

馬利、尼日等撒哈拉沙漠南邊地帶，過去四十年不斷發生嚴重的旱災，飢餓的難民逃到國家公園裡面，靠著違法農業過生活。不難理解，為什麼會出現「塔伊森林株」的伊波拉出血熱病。

尤其近年來，中國砸下巨資開發西非的礦產，挖礦、運輸、工寮，所有工程都加速破壞森林。光是爆發伊波拉出血熱的西非，就有超過兩萬名中國人在當地工作。二〇〇九年，中國超越美國成為非洲最大貿易國，從非洲出口的商品中，九成是石油與木材等天然資源。伊波拉病毒發現者之一，倫敦大學的彼得・皮奧（Peter Piot）教授認定，中國與非洲關係如此密切，伊波拉病毒遲早會被傳往中國。想到可能爆發的大流行，令人毛骨悚然。

結果，人類集中開發野生動物棲息的森林地帶，導致大猩猩與黑猩猩數量驟減，棲息密度卻驟增。而這些國家，農村與都市間的人口流動頻繁，難以封鎖病毒。

空氣傳染的可能性

二〇一四年的大流行來自薩伊病毒株。薩伊病毒株其實是由一九七〇年流行的病毒株突變而來。過去病毒的潛伏期大概七天，如今最長可延長到二十一天，死亡率則從九成下降到六成左右。

伊波拉病毒容易發生突變。德州大學研究顯示，這次的病毒與十年前獅子山所採集到的病毒相比，基因已有三百九十五處發生突變。突變速度之快，是禽流感病毒的一百倍。

埃默里大學醫院在治療伊波拉出血熱病患的過程中，發現伊波拉病毒透過突變，學會入侵人體的巧妙招式。

伊波拉病毒以「醣蛋白」為鑰匙，插進人類細胞表面的鑰匙孔（受體），藉此侵入細胞。另一方面，細胞會發動所有免疫系統來阻止病毒入侵。正常來說，這樣就能擊退病毒。

然而，伊波拉病毒學會了先將「誘餌」醣蛋白送進血液，吸引免疫細胞，再趁機闖入其他細胞。學者認為，這招就是造成迅速大流行的原因。

傳統病毒株都只限於局部流行，潛伏期也短，症狀激烈，死亡率高，所以沒時間大規模傳染；但在突變之後，潛伏期拉長，死亡率降低，病毒可以長期停留在感染者體內，移動更遠的距離，得以傳播到大城市。

只要不直接接觸感染的人或動物的血液或體液，就不會傳染伊波拉出血熱。在西非引發的大流行，也是因為當地在埋葬遺體時有碰觸遺體的習慣。

不過仍有少數專家警告，突變後可能出現空氣傳染的風險。美國達拉斯有兩名治療賴比瑞亞男子的護理師，雖然穿著厚重的防護衣避免直接接觸病患，卻還是發病了；也有很多醫護人員，即使穿防護衣仍感染病毒。

美國明尼蘇達大學傳染病政策研究所的傳染病權威麥克．奧斯特霍姆（Michael Osterholm）表示：「我這四十年研究生涯，第一次看到這麼強的病毒。」他認為病毒有空氣傳染的可能性，因為一九八九年在美國出現的里斯頓病毒株，就有從豬隻經由空氣傳染給猴子的先例。

十四世紀大流行的鼠疫（見第三章），原本是只有遭跳蚤吸血才能傳染的「腺鼠疫」，結果經過多次突變，成為會空氣傳染的「肺鼠疫」。像流感、痲疹這些可以經由空氣傳染的病原體，傳染效率非常高，容易引起全球大流行。尤其非洲在過去四十年內，人口增加三倍，人口流動又快，一旦發生空氣傳染，將是難以想像的慘劇。

希望之光

十月十七日，WHO宣布塞內加爾與奈及利亞的伊波拉出血熱疫情結束。奈及利亞有二十人感染，八人死亡，最後歷經四十二天（最長潛伏期的兩倍）不再出現新病例。

法國衛生部宣布，一名在賴比瑞亞感染伊波拉出血熱的女子已經痊癒出院。成功治癒這名女子的藥物之一，為富士軟片控股公司旗下的富山化學工業所研發的抗流感藥物「法匹拉韋」（Favipiravir）。

此外，兩名美籍醫師在賴比瑞亞支援醫護時染病，則使用了美國製藥公司研發的實驗藥物「ZMapp」；在賴比瑞亞染病的西班牙傳教士也使用該藥品，卻不幸死亡。

雖然事前藥物效果如何並不清楚，但美籍醫師症狀嚴重，用藥後得到顯著改善。不過這些藥物尚未量產，因此有限的庫存該先給誰用、若發生副作用該由誰負責，情況並不明朗。總之當時可說是為了「緊急避難」，連實驗藥物也不得不用了。

2 從都心開始流行的登革熱

原因是白線斑蚊

根據美國獸醫學會調查，殺人數量最多的野生動物是「蚊子」。蚊子穩坐「十大危險動物」

的冠軍寶座，毒蛇、鯊魚、熊都望塵莫及。蚊子所散布的微生物造成瘧疾、登革熱、黃熱病等疾病，每年殺死百萬人。就連歷史上大名鼎鼎的亞歷山大大帝，都被小小一隻蚊子帶來的瘧疾給害死；熟知蚊子的細菌學家野口英世也因罹患黃熱病而倒下。

二〇一四年夏天，坐落在東京都中心的代代木公園爆發登革熱，結果很快擴散到全日本。

「最近每一天　想散步都很猶豫　蚊子好恐怖」（作者 Miiko）

「蚊子叮上身　但是不只皮膚癢　心裡更是慌」（作者 海）

網路上還出現這樣的川柳小品。

登革熱的傳播媒介是斑蚊類的白線斑蚊與埃及斑蚊。如果蚊子帶有登革熱病毒，又叮咬人類，病毒就會跟著蚊子的唾液進入人體，讓人類感染登革熱。如果蚊子吸了感染者的血液，又去叮咬別人，就會形成「蚊→人→蚊」的循環，不斷擴散。

日本國立傳染病研究所調查發現，二〇一四年八月在代代木公園練舞的年輕人，是率先發病的病患。當時有個地方電視節目正在公園拍攝捕蟲外景，演出的藝人也發起高燒，診斷出登革熱。國立傳染病研究所在公園內採集蚊子樣本，驗出登革熱病毒。但從一九四五年起，日本已經七十年沒發生過登革熱了。

檢查由過去病患身上所採集的病毒基因，再比對曾經到過代代木公園或新宿中央公園一帶的病患，發現病毒是吻合的。感染源只有一個，感染者都沒有到過海外。

另一方面，日本每年都有一、兩百人在國外旅行時感染登革熱，大多在印尼的峇里島遭感染。登革熱不會人傳人，所以這次應該是在海外感染的人，在代代木公園一帶被白線斑蚊吸血，蚊子再把疫情散播出去。

之後感染人數不斷增加，短短兩個月後的十月十五日，就已經往北傳播到青森縣、向南達高知縣，總計十九個行政區，感染人數來到一百五十九人，但都不是重症患者。這段期間日本各地封鎖公園，噴灑殺蟲劑，勸導民眾勿群聚或捐血，市場上則是殺蟲劑大缺貨。

日本的登革熱

在二次大戰期間的一九四二年到四五年，日本的神戶、大阪、廣島、長崎等地流行過登革熱，病患達到二十萬人，病原體是由退役軍人從東南亞帶回來的。

當時，在京都大學醫學院研究登革熱病毒的堀田進先生（之後成為神戶大學醫學院教授），於一九四三年從長崎的登革熱病患身上分離出病毒，是全球成功首例。

散播登革熱的媒介，主要來自埃及斑蚊與白線斑蚊兩種蚊子，熊本縣天草地區和琉球列島過去曾發現埃及斑蚊棲息，但在一九七〇年代之後就採集不到樣本，目前日本國內應該沒有埃及斑蚊分布。

登革熱有很多症狀。筆者在泰國感染登革熱時，突然發起高燒，然後是關節痛與頭痛，尤其眼球後方更是刺痛。這種痛令人印象深刻，我後來被診斷出登革熱，上半身還冒出濕疹，不過一星期左右就消了。

感染登革熱病毒之後，有可能突然轉為重症的「出血性登革熱」，時機通常在剛退燒的時候。顧名思義，出血性登革熱就是有一〇到二〇％的機會，從注射傷口中冒出血，或流鼻血、拉血便、吐血、排血等等。

一九五〇年代，登革熱於菲律賓與泰國爆發，之後在東南亞與中南美不斷擴散。登革熱重症化的死亡率為五％，每年約有兩萬多人病死，更是嬰兒死亡主因。

從日本出口的登革熱病毒

登革熱是「進口」到日本的疾病，後來日本卻成了登革熱的「出口國」。二〇一四年一月，德國衛生部的羅伯特・科赫研究所（RKI）聯絡日本厚生勞動省：「去年八月下旬，一名五十一歲德籍婦女在日本各地旅行，回國後便發病並診斷出罹患登革熱。」這位婦女大概一星期後便出院了。

該婦女宣稱在山梨縣笛吹市遭蚊子叮咬，不過日本的專家學者卻找不到特定地點。從潛伏期來看，不能否認確實是在日本國內感染。可惜日本能診斷登革熱的醫師非常少，輕症的登革熱通常會被誤診為感冒，因此一些專家判斷，登革熱已經常駐於日本，只是人們大多疏於注意。

美國在一九七〇年代後半，開始出現明顯的登革熱流行，原因在於進口的中古輪胎。美國當時向日本進口大量的中古輪胎，日本的中古輪胎出口量是全球頂尖，每年會出口一千萬條。世界各地工廠都會替舊胎換上新胎皮，製成再生胎。

尤其德州休士頓更是全球最大的再生胎產地，不斷有貨輪將中古胎送往休士頓。一九八〇年代，再生胎業者收到的中古胎就有積水，水中有大量的孑孓和蚊卵，卻沒人發現。

CDC澈底追蹤調查後發現，日本的中古胎藏有很多蚊子與蚊卵，伴隨登革熱病毒偷渡進來，結果在美國南部一帶引發登革熱流行。

全球流行

一九七〇年代之前，全球只有九個國家流行登革熱，目前已超過一百國。登革熱在熱帶、亞熱帶地區形成慢性流行，主要在東南亞、南亞、中南美、加勒比海島國等地區，近年來則幾乎擴散到全球。

WHO會員國提出報告，二〇〇八年的登革熱病患有一百二十萬人，二〇一〇年來到兩百三十萬人，二〇一三年光是南北美洲就達到兩百三十五萬人，其中約三萬八千人轉為重症的出血性登革熱。

這份報告只是冰山一角，WHO認為全球每年約有五千萬到一億人感染，每年住院的登革熱重症病患多達五十萬人。全球的登革熱危險地帶住了二十五億到三十億人口，日本也在其中。

登革熱九成發生在菲律賓、越南、寮國、馬來西亞等東南亞國家。

二〇一三年，菲律賓的登革熱病患人數超過十六萬，死亡五百多人。

馬來西亞則是人口密度較高的雪蘭莪省，出現大量登革熱病例，二〇一四年八月底的感染人數為六萬八千人，死亡人數超過一百三十人；感染人數為去年同期的六倍之多。

感染與死亡人數驟增的原因，來自毒性較強的「登革熱2型病毒」流行；加上氣候比往年更常發生豪大雨，營造了蚊子容易繁殖的環境條件。

中國廣東省衛生當局宣布，省內在二〇一四年八月底的登革熱病患為一千一百四十五人，比去年更多。其中三十一人轉重症，但是無人死亡；臺灣在二〇一四年一月到十月間，約有四千人染病。

歐洲也有零星感染，法國與克羅埃西亞在二〇一〇年出現病例；二〇一二年，葡萄牙屬馬德拉島發生超過兩千人的大流行。馬德拉島是著名觀光地，觀光客把病毒帶回國，最終波及十國。

起源不明的神祕病毒

「登革熱」這個名字的來源眾說紛紜，其中一說是源於東非斯瓦希里語（Kiswahili）的 kadinga pepo，意思是惡鬼引發的痙攣；另一個是被送到西印度群島的非洲黑奴，把這種病稱為紳士（Dandy）熱，因為得病後身體會疼痛，而且手腳使不上力，走起路來就像個動作誇張的紳士。

一九八〇年代，亞洲、非洲、北美洲幾乎同時流行登革熱，當時英文稱其為「骨折熱」（break-bone fever），因為登革熱會引發劇烈的關節痛。

也有一說為登革熱的命名源於美國國父、獨立宣言起草人之一班傑明・拉什（Benjamin

Rush），他也是醫師、作家和教育家。一七八〇年，病情擴散到費城時，他將此疾病命名為登革熱，並在報告中寫道：「此病會發燒，伴隨劇烈疼痛，疼痛部位為頭部、背部、手腳，偶爾包括眼球。」

登革熱病毒和日本腦炎病毒一樣屬於黃病毒科，可以分為四種血清型（1型、2型、3型、4型）。如果罹患1型，就會對1型終生免疫，但是對其他血清型的免疫力過幾個月就會消失，之後仍有機會感染其他型。從基因突變來看，病毒帶約在一千年前分化為四種血清型。

一九七〇年代，只有東南亞同時存在四種登革熱病毒。但是目前全球各地都有四種病毒流行；二〇一三年，還出現毒性更強的2型，導致全球大流行。

中國晉朝（二六五～四二〇年）的醫書中也提到了登革熱。明明這麼早就發現這個病毒，人類卻仍對它一無所知，不清楚起源，也對於是否會傳染人類之外的動物毫無所悉。

美國賓州大學教授艾迪・荷姆斯試著調查病毒起源，他提出一個假設，病毒原本寄生在非洲的蚊子身上，經過突變才開始傳染人類。

黃病毒科的病毒傳染力較強，包括黃熱病、西尼羅熱、日本腦炎、裂谷熱、跳蚤媒介性腦炎等等。這些病毒幾乎都透過蚊子、真蚤等節肢動物傳播，所以也被稱為「節肢動物傳染病毒」（arbovirus）。節肢動物所傳染的病毒，為人類帶來上百種的疾病。

法國藥廠研發的疫苗最快應該可以於二〇一五年啟用[1]。該疫苗在亞洲做過實驗，對登革熱的預防效果約五七％；不過面對凶惡的2型卻只剩下三五％。因此大眾更需注意的是少靠近蚊蟲出沒地，並定期清掃居家環境，多噴殺蟲劑驅蚊。

擊退不同種族的白線斑蚊

公的白線斑蚊（tiger mosquito）是出了名的生猛有力。人類用肉眼就能分辨白線斑蚊的斑紋，確實有猛虎的感覺。白線斑蚊一旦闖入新的地域，不只會跟同種母蚊交配，還會跟其他種母蚊交配。當然品種不同是無法產卵的。

但是蚊子有個習性，母蚊只要交配過一次就不能再交配。也就是說，白線斑蚊一旦闖入某地區，跟其他種母蚊交配，原生種的蚊子就無法繁殖，三兩下外來種就變在地種。

另一種恐怖的病毒媒介埃及斑蚊曾棲息於西日本，並在大戰期間的一九四四年，於天草群島大量繁殖。但是埃及斑蚊在遭到白線斑蚊入侵後，就銷聲匿跡；一九七〇年之後，全球各地的埃及斑蚊都遭白線斑蚊所擊退。

蚊子再怎麼凶猛，終究還是昆蟲，和蝴蝶一樣以花蜜和腐爛的果實為主食，也只有產卵前的母蚊才會吸血。由於血液營養豐富，蚊子吸血只是為了產卵，並在血液交換時殘留下病毒。

1 編注：二〇一五年十二月全球首支登革熱疫苗問世，為法國賽諾菲巴斯德（Sanofi Pasteur）藥廠生產的Dengvaxia。該藥廠於二〇一七年宣布只有罹患過登革熱的孩子才可接種，從未感染過登革熱的孩子不應接種，否則可能有生命危險。

母蚊叮咬了帶有病毒的人，病毒會透過蚊子的消化管進入中腸繁殖；等到母蚊再叮咬別人，病毒就連同唾液一起注入人體。事實上對蚊子來說，傳播病毒並非本意。

日本的白線斑蚊活動期間約在每年十月中旬，一般認為蚊子無法過冬。但從一九四〇年起，連續三年爆發流行，因此難以斷言登革熱並未常駐日本。

人類促進流行

登革熱爆發全球大流行，其實還不滿半個世紀。「快速」之所以等同「流行」的原因之一，就是人類製造了方便白線斑蚊繁殖的環境。這半世紀是全球人口的爆發期，隨著人口密度提升，「蚊→人→蚊」的循環也益發快速。

此外也要考慮地球暖化的因素。日本環境省表示，傳播登革熱的白線斑蚊分布區，幾乎確定是年均溫攝氏十一度以上的地區。一九五〇年，白線斑蚊分布區的北限是福島縣，以及櫪木、茨城縣的縣境（圖3）；二〇〇〇年之後，北限推進到秋田縣北部與岩手縣之間；二〇一〇年首次在青森縣境內發現白線斑蚊。

日本環境省整理出一份地球暖化影響報告，報告中提到「白線斑蚊分布區在二一〇〇年將擴及北海道」。白線斑蚊棲息區擴大並不會直接造成登革熱流行，卻會增加流行風險。

而適合蚊子繁殖的環境也增加了：馬路的孔洞、盆栽水盤、積水的屋簷和骯髒水溝，我們身邊有許多積水處，而白線斑蚊只要有一大匙水就足以產卵。過去日本人掃墓時，會在墓碑的花瓶

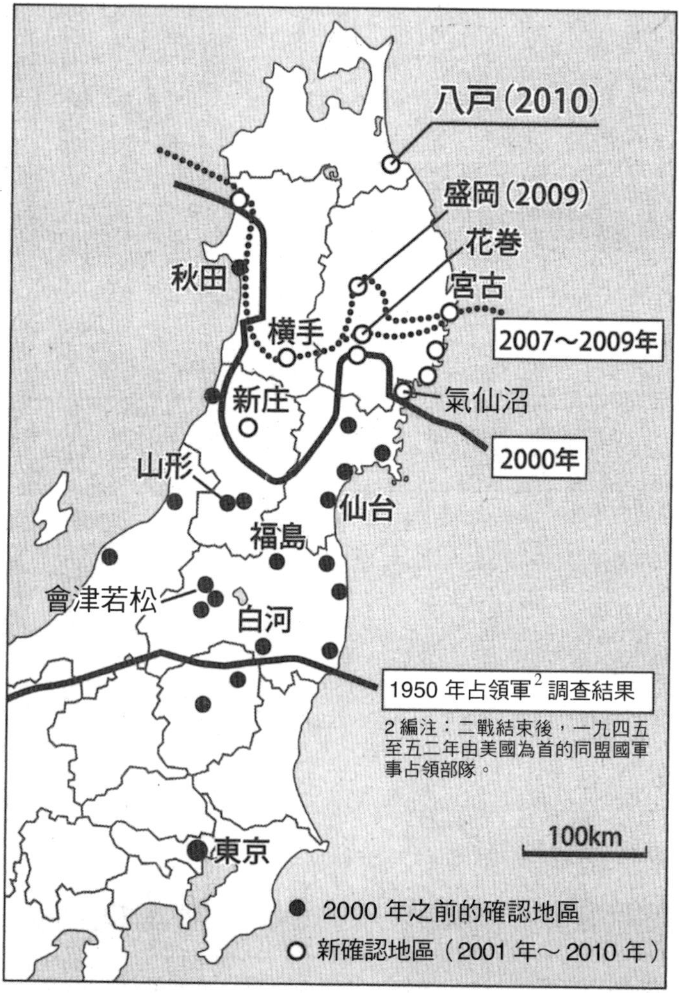

圖3　東北地方白線斑蚊分布地區擴大（參考日本國立傳染病研究所官網製圖）

裡放入十圓硬幣才離開。這麼一來銅離子會於水中溶解，使孑孓無法生長。可惜老祖宗的智慧已經悄悄失傳了。

尤其現代流行高爾夫球、踏青遠足等戶外活動，縮短了人類與白線斑蚊的距離；國際化則避不開人與物品的頻繁往來，蚊子也更容易進行長途旅行。例如澳洲的達爾文國際機場會定期徹查來自印尼的航班，有一年都會發現五千五百一十一隻昆蟲，其中有六百八十六隻是蚊子。

第一部
二十萬年的地球環境史與傳染病

第一章
人類與疾病無止境的軍備競賽

人類遷徙與病原體

現代人類的祖先大約誕生於二十萬年前的非洲。根據近年阿拉伯半島出土的最新研究，應該是在十二萬五千年前左右離開非洲大陸，前往阿拉伯半島，比先前判定的時期還要早上數萬年；並於五至六萬年前，從阿拉伯半島前往歐亞大陸，再擴散到澳洲大陸與美洲大陸。

這趟旅程想必非常艱辛，要穿越炙熱的沙漠與酷寒雪地，越過不知何處可靠岸的海洋，翻過高聳山脈，闖進茂密的森林。人類究竟為何要遷徙呢？

因為再也沒有可獵食的野生動物？氣候或環境變遷所致？還是在競爭中敗給其他的靈長類？其中有學者認為，非洲有很多靈長類，人類的遷徙是為了逃離靈長類所傳染的「動物媒介傳染病」（見第二章）。

人類遷徙時會扛上少許的工具、武器、生活用品，並帶著語言、技術、神話、音樂、信仰前往新的土地。也同時會帶上一些不速之客，例如老鼠、蟑螂、跳蚤、蝨子、頭蝨、寄生蟲……還有肉眼看不見卻寄生在人或動物身上，數量驚人的細菌、病毒、原蟲、黴菌等微生物。

大部分微生物對人類無害，但有些「病原性」微生物會讓人生病。例如病毒同時具備生物與非生物的特質，會引發流感、德國痲疹、皰疹等多種疾病。

細菌是單細胞微生物，靠著細胞分裂來繁殖，種類繁多，例如幽門螺旋桿菌或結核菌；原蟲則會引發瘧疾或阿米巴痢疾；其他病原性微生物包括真菌，會引發香港腳；還有立克次體（Rickettsia）會引發肺炎與恙蟲病。

微生物傳播到人體的途徑，在狩獵時代是透過野生動物，在定居農耕時代則是透過家畜。人類進軍新土地之後，身體會進化來適應新的氣候環境與文化，而從野生動物與家畜傳播到人體內的微生物，也會隨著宿主進化而改變。

人類與微生物的共同進化

人類從非洲的共同祖先，演變出各式各樣的不同種族，這個過程就像一棵大樹所繁衍的茂密枝葉；而許多微生物的進化與突變過程，也可以畫成樹狀圖。

本書提到「幽門螺旋桿菌」、「愛滋病」、「人類乳突病毒」、「痲疹」、「水痘病毒」、「成人T細胞白血病」、「結核」等病原性微生物，可能都源於非洲。這些微生物的子子孫孫隨著人類宿主進化，擴散到全世界。

人類過去認為病毒是只會找麻煩的壞蛋，但是有種ＲＮＡ病毒叫做「反轉錄病毒」（retroviridae），會將自己的基因裝進其他生物的基因裡，這是生物進化的原動力。一般來說，基因只會由父母「垂直」遺傳給子孫，病毒卻能在生物個體間「水平」運送基因。

人類的基因已在二〇〇三年完成解碼，發現具備製造蛋白質功能的基因僅占一．五％，其中一半則來自病毒。這些大多是能夠自由活動的基因碎片，稱為「跳躍基因」（Transposable elements）。病毒會在人類進化途中躲進人類的基因，而這些或許是過去大顯神威的病毒的殘骸。

病毒的重要功能

生物一旦感染病毒，會將病毒基因融入自體基因，引發突變讓基因更多元，加速進化。包括人類在內，所有生物都會吸收來自病毒的基因。這些基因並非單純的過客，還會發揮各種功能，例如醫療現場運用的基因操作與基因治療，就是把病毒當成載體，將基因送往其他個體。

研究也發現，病毒會保護哺乳動物的胎兒。胎兒的遺傳物質中有一半來自父親，對母親來說有如移植器官般會觸發免疫系統。正常來說，母體只要發動免疫系統，胎兒就無法生存，不過醫學界一直無法解釋為何胎兒能不受排斥。

人們只知道淋巴球會引發排斥反應。但母親的淋巴球會被一片細胞膜擋住，無法進入胎兒血管。到了一九七〇年代，學者才在哺乳動物的胎盤中發現大量病毒。一九八八年，瑞典烏普薩拉大學（Uppsala University）的艾立克．拉森博士團隊，發現這層細胞膜是由體內病毒所製造；也就是說，病毒掌控了生命的核心。

海洋中也發現了大量病毒，可能影響大氣中的二氧化碳含量，甚至雲朵形成。如果沒有病毒，就無法完整討論生物的進化與地球環境史（山內一也《病毒與地球生命》，岩波書店）。

細菌能將有機物分解為無機物，是物質循環的重要角色。沒有細菌，生態系就無法維持。食物放著不吃會「腐敗」，這就是物質分解的過程；如果腐敗的結果會產生有用的物質，則稱為「發酵」，像味噌、醬油、優格、乳酪、麵包與酒等重要食品，都要仰賴發酵。我在第四章「幽門螺旋桿菌」將會介紹細菌對人體不可或缺的功能。

微生物的龐大家族

人類目前發現了大約五千四百種病毒與六千八百種細菌，但這不過是冰山一角。美國哥倫比亞大學公共衛生學院的史蒂芬．摩斯教授發表了一份研究數據，指出能夠傳播許多病毒的印度大蝙蝠身上，就發現了五十八種病毒。如果世界上已知的五千九百種哺乳類動物，都各自具備五十八種特有病毒，那麼少說就有三十四萬種病毒；若再算入已知的六萬兩千種脊椎動物，那就有三百六十萬種病毒。

絕大多數的微生物都與人類無關，但是有些細菌躲進人體，會變成常駐菌。最麻煩的則是乍看無害、卻會間歇引發疾病，或突然出現病原性的微生物。

所有植物體內也帶著病毒。例如梅子樹感染的「李痘病毒」（plum pox virus），殺傷力就很驚人。感染之後，果實會長出斑點，完全賣不出去。東京青梅市的賞梅景點「梅公園」就曾經感染這種病毒，最後砍掉大約一千七百株梅樹。

病毒也是農作物的大敵。各位如果在家裡種菜，應該都有小黃瓜染上「鑲嵌病毒」（mosaic virus）的經驗；而全球都發生過「香蕉黃葉病」（香蕉巴拿馬病），對香蕉生產國損害甚鉅。

每一種細菌都有特定病毒寄生，稱為「噬菌體」（bacteriophage），這就是細菌的病毒疾病。二〇〇八年，巴黎一棟大樓的冷卻塔中發現遭病毒感染的病毒，打破了「只有病毒不會被病毒感染」的傳統觀念。

要是統計所有生物種類總數，光是病毒就可能超過一億種。病毒存在於地底深處的洞穴，沙漠正中央、高山、深海也隨處可見。

至於細菌的種類，更是深不可測。二〇〇八年召開的美國細菌學會上，有二十四位第一線細菌學家各自推估，當中兩人回答一萬到十萬種，五人回答十萬到一百萬種，九人回答不到一千萬種，剩下八人回答超過一千萬種。

人體內可以容納長達十公尺的蛔蟲，也存活有一億分之一公尺的病毒。它們擺脫了覓食的煩惱，或許是地球上最成功的生物吧。

微生物與宿主的永恆之戰

哺乳動物體內恆溫，又有豐富的營養，對微生物來說是相當優渥舒適的環境，當然要想盡辦法待在裡頭繁殖。但是對宿主來說，有病原性的微生物可是個大麻煩。一旦感染，微生物就會破壞宿主的細胞或奪取養分，造成宿主衰弱，甚至占據基因製造癌細胞。

因此宿主發展出免疫的防衛系統，來排除或拉攏微生物；微生物則設法躲過宿主攻擊，想盡辦法賴在舒適圈。

結果，雙方的關係只能四選一，如同人類的戰爭。

第一，宿主遭微生物擊潰死亡。這時要是微生物沒有遷移到其他宿主身上，就得跟宿主同歸於盡。致死率很高的非洲拉薩熱（見終章）與前面提到的伊波拉出血熱，通常都只有局部流行，就是這個原因。歷史上也發生過一些傳染病大流行，找不出病原體卻害死很多人，這應該都是兩敗俱傷的例子。

例如十五世紀末葉到十六世紀中葉，歐洲各地發生多起「傳染性發熱發汗病」案例，病患會發高燒並大量流汗，並於短時間內衰弱而死。據說倫敦爆發流行後死亡數千人，病因不明，有人認為是未知病毒所引發的肺炎（圖4）。

第二，宿主攻擊成功，微生物戰敗滅亡。例如疫苗阻絕了天花擴散，而痲瘋病、小兒麻痺與黃熱病應該也可以依循這個模式。

第三，微生物與宿主達成和平協定。宿主體內有非常多微生物（見第四章），而且都要看著宿主的臉色過活，稱為「中間菌」。中間菌在宿主體內趨炎附勢，可說是狡猾的政客。

有些中間菌平常安分守己，但只要宿主免疫力降低就開始搗亂，這就是中間菌引起的「伺機性感染」；不過也有許多中間菌是人體不可或缺的好夥伴。

第四種，宿主與微生物持續強化防衛，打到天荒地老。例如人類感染水痘病毒後，病毒會永遠潛伏在宿主的神經細胞裡，看起來和平共處，實際上病毒會趁宿主一不注意時引發帶狀皰疹。

「紅心皇后」效應

宿主與微生物之間的戰爭有如軍備競賽，甚至可說是反恐作戰。人類為了克服疾病，發展出各種新方法。而有了新的疫苗、抗生素與藥物，就能治療許多傳染病。一旦新生兒傳染病減少，死亡率驟降，世界人口也隨即暴增並提高平均壽命。

即使如此，我們還是經常感冒拉肚子，突然面臨新型流感或德國麻疹流行，過得膽戰心驚。畢竟微生物會獲得抗藥性，巧妙躲避人類推出的新武器，宿主自然得持續強化對抗手段。

這就是有名的「紅心皇后」效應，路易斯．卡羅在名著《愛麗絲夢遊仙境》描寫的紅心皇后，曾經建議愛麗絲：「聽好，妳想停在原地，就得全力奔跑。」由於周遭的環境不斷移動，所以

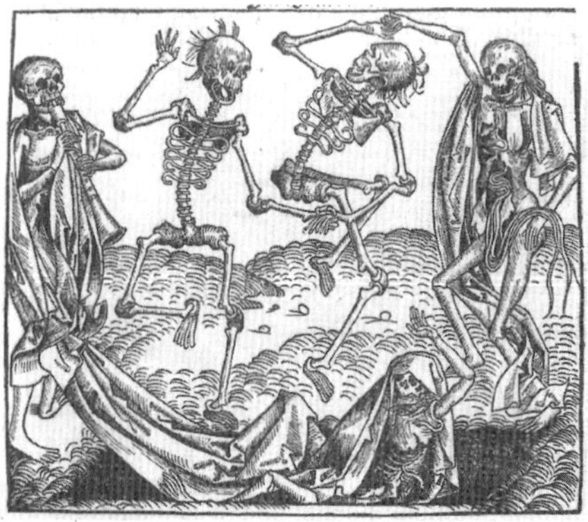

圖4　米歇爾．沃爾格穆特《死之舞》銅版畫．1493

若想停在原地就得全力奔跑（圖5）。

不管宿主的防衛機制多麼完善，都無法擺脫傳染病的突襲。就像「紅心皇后」效應所說的，宿主為了對抗病原體會演進自身的防衛手段，而病原體也隨之演進自身傳染途徑，企圖打破宿主的圍牆。

宿主因此在防衛上要不斷推陳出新，只要生命存在，這場賽局永不會走到盡頭。如果用棒球的打者與投手來比喻就很清楚，投手（病原體）會尋找打者（宿主）的弱點，使出各種球路突破打者防線；打者則要克服自身死角，不斷適應新球路，把球打擊回去。

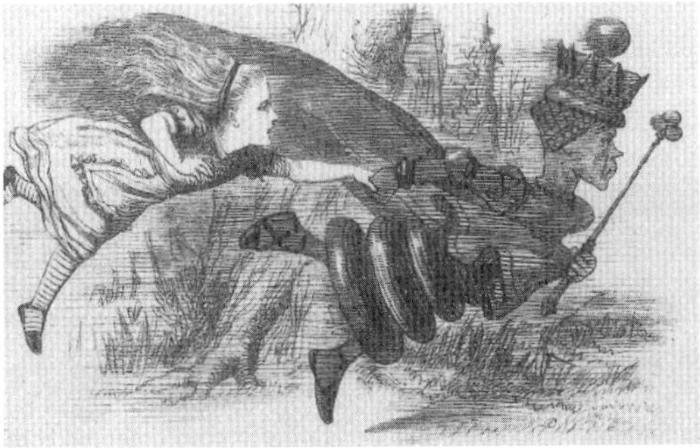
圖5 紅心皇后。「愛麗絲夢遊仙境」原版插圖（約翰・泰尼爾畫於1872年）

擴張勢力的抗藥菌

幾乎所有細菌都會被抗生素殺死，只有少數存活下來的細菌會獲得抗藥性，開始繁衍。細菌會製造酵素來消除抗生素的效果，或者搖身一變，改變自己的基因結構來承受抗生素攻擊。

整體而言，考量到人類與微生物世代交替的時間與突變速度，就知道抗生素與抗藥性的競賽，時間絕對是站在微生物一方。人類的世代交替大約需要三十年；而大腸菌只要在有利條件下，每二十分鐘就能分裂一次。病毒的進化速度是人類的五十萬到一百萬倍，現代人類的歷史頂多二十萬年，微生物卻早已存活了四十億年，足見其生存優勢。

通常要獲得抗藥性，是透過上代傳下代的「垂直遺傳」；但沒有抗藥性的細菌也能進行「水平遺傳」，從其他細菌獲得抗藥性基因，這是抗藥性細菌擴張勢力的強大武器。人類在一九四〇年代從青黴菌發現抗生素盤尼西林，從此開始運用抗生素。抗生素效果之好，人稱「魔法子彈」，可說是二十世紀最偉大的發明之一。

電影《黑獄亡魂》（The Third Man）描寫大戰剛結束時，人們瘋狂追求這種特效藥，名演員奧森．威爾斯扮演的正是靠灌水盤尼西林賺大錢的奸商。

自從發現了盤尼西林，人類又陸續發現各種抗生素，不料才短短幾年就出現盤尼西林無法殺死的抗藥性細菌。微生物輕易穿上了「防彈背心」。抗藥性細菌得以在這麼短的時間內就大量擴散，水平遺傳可說功不可沒。

賽局還沒完，才剛研發新的特效藥，立刻就冒出了抗藥性細菌。家中有孩子的人，可能體驗過急性中耳炎難以根治的棘手問題，這也是因為愈來愈多細菌對抗生素有了抗藥性。

濫用抗生素的警告

CDC在二〇一三年發表了一份有關抗藥性細菌的震撼報告，內容是：「保守估計，美國每年有超過兩百萬人感染具備多重抗生素抗藥性的細菌，而且至少造成兩萬三千人死亡。」這也超過了美國每年愛滋病的死亡人數一萬五千人。

抗藥性細菌每年造成美國五百五十億美元的經濟損失，抗藥性細菌導致醫療費用增至兩百億美元、經濟損失三百五十億美元。CDC主任湯瑪斯．費登在報告中的結論是：「這樣下去，抗生素將成為歷史遺跡。」

WHO也在二〇一四年警告濫用抗生素導致抗藥性細菌暴增。WHO分析了一百一十四國的資料，發現肺炎、淋病、尿道炎、敗血症等七種主要病原菌，都對抗生素有抗藥性，藥物失去了效用。

許多醫療機構都發現了強大的抗藥性細菌，其中最棘手的是「耐甲氧西林金黃色葡萄球菌」（MRSA）。我們偶爾會在新聞上看到醫院或療養院等場所發生集體感染，原因就是常駐菌「金黃色葡萄球菌」。當這種細菌獲得抗生素的抗藥性，就能傳染給高齡者與免疫力低下的病人。

由於細菌出現盤尼西林抗藥性，人類因而研發出甲氧西林，但是才過了幾年，細菌又出現了抗藥性。

碳青黴烯（Carbapenem）類抗生素曾經是治療嚴重傳染病的「最後王牌」，如今也出現了不怕它的腸內菌（CRE）。CDC表示過去十年內，獲得碳青黴烯類抗生素抗藥性的腸內菌種類，從一．二%增加到四．二%，尤其肺炎桿菌的抗藥性比例更從一．六%暴增到十．四%。肺炎桿菌的感染致死率極高，高達四〇%到五〇%。

二〇一四年二月，日本國立醫療機構大阪醫療中心通報衛生單位，表示院內發生CRE傳染，多數病患被驗出肺炎桿菌、大腸桿菌等四種以上的抗藥性細菌。進行溯源檢查後發現，過去三年內住院的病人約有一百一十人感染，兩人死亡。

ＣＲＥ正在擴散全球，對於院內汙染的嚴重，連專科醫師都說：「我自己生病也不敢上醫院。」即便投入巨額研究資金去創造新的抗生素，也很快就出現抗藥性細菌，因此藥廠從一九八〇年代後，就失去了研發新抗生素的動力。

ＷＨＯ的報告指出：「在許多開發中地區，抗生素就像可樂一樣唾手可得。」筆者先前在非洲內地工作時，多次發現偏僻小村落的診所裡堆著好幾箱抗生素，讓居民隨便使用。其中一個原因，就是歐美藥廠不斷將快過期的抗生素送給貧窮國家，稱為「援助物資」。

在很多發展中國家，根本不必靠處方箋就能拿到抗生素。連先進國家的醫師碰到感冒病患，明知抗生素對感冒沒用，還是會開個抗生素「求心安」。

飼料下猛藥沒人管

畜牧與養殖業也在濫用抗生素，創造出多重抗藥性細菌。為了提升雞、豬、魚等畜產產能，飼養密度拉得很高（見第八章），而飼養規模一大，一旦生病就會損失慘重。為了防止畜產生病，會事先在飼料裡加入抗生素與抗病毒藥，而且為了促進成長，還加入生長激素。

這些藥物中的很多成分為人畜共通，汙染了畜肉、魚肉、畜牧排水與養殖池。美國許多州都出現了多重抗藥性沙門氏菌，研究發現是從雞肉傳染開來的。二〇一三年十月，美國國內二十州與波多黎各共三百一十七人感染，其中一百三十三人重症住院。

一九九六年，大阪出現了抗生素抗藥性的病原性大腸菌「O-157」，引發喧然大波。原因應是業主為了防止乳牛罹患乳房炎，在飼料裡加入抗生素的緣故。

WHO在一九九七年就建議各國停止在飼料中添加抗生素，二〇〇〇年更建議全面禁止家畜使用抗生素。歐盟接受建議全面禁用；但日本、美國、中國等大國，依然在飼料中添加抗生素。日本允許在飼料中添加二十三種抗生素與六種人工抗菌劑。根據統計，指定的二十四種抗生素與抗菌劑，在飼料中添加的抗生素用量為一百七十五噸，相當於人類醫療用（五百一十七噸）的三成（農林水產省二〇一〇年年報）。

美國國內所有的抗生素，大約七成用來加在飼料裡，可見多麼普及。美國國會曾經提案修法，除了治療疾病之外不准在飼料中添加抗生素，卻被畜牧業否決了。

細菌具備抗藥性，不只能讓抵抗抗生素的抗藥性細菌大量繁殖，連不具抗藥性的細菌都有更多機會獲得「抗藥性基因」，轉變為抗藥性細菌。

在下水道獲得抗藥性

抗生素汙染水質，會讓透過水傳染的細菌在環境中獲得抗藥性。美國密西根大學研究團隊從排水中分離出三百三十六種不動桿菌屬（Acinetobacter）的細菌，並研究它們對常用的六種抗生素（如氯黴素〔Chloramphenicol〕）是否具備抗藥性。結果根據檢驗地點不同，有二八%到七二%的菌種呈現多重抗生素抗藥性。

事實上，我們都在不知不覺中幫忙創造了抗藥性細菌。我們吃下的藥物，並不會全都在體內代謝，有些還帶著藥效就被排泄出去，經過廁所而進入下水道，汙染河川與海洋。

橫濱國立大學、東京都健康安全研究中心等單位調查顯示，經常從下水道中驗出醫療常用的藥品，例如退燒止痛藥、強心劑、消化性潰瘍用藥、高血脂用藥、消炎藥、胃酸抑制劑，以及它們的代謝物。

日本是克流感（Tamiflu）的最大客戶，占全球用量達七成，歐美學者批評日本因此創造了抗藥性病毒。二〇〇九年爆發流感時，京都大學流域圈綜合環境品質研究中心的田中宏明教授團隊，分析了京都府內三座汙水處理廠的水質，在處理過後的汙水與河水中，驗出了克流感的代謝物。

這項分析證實傳統的汙水處理技術無法完全消除克流感，克流感會從廁所穿過汙水處理廠，直接進入河川。

禽流感病毒原本是野鴨等水鳥身上的病毒（見第八章）。學者指出，當水鳥接觸水中的克流感，體內可能會產生對克流感有抗藥性的病毒。而且水鳥通常喜歡待在水溫較高的區域，像是汙水處理廠的排水口。

而幾乎沒有學者試圖研究，這些醫藥物質經汙水處理設備能消除到何種程度？自然界如何分解且又能分解多少？以及這些物質在食物鏈中的生物濃縮效應為何？

傳染病與人類進化的複雜關係

人類在對抗病原體的一路上不斷進化，也強化了對抗微生物的軍備。例如瘧疾是最古老的疾病之一，至今仍折磨許多人（見第二章），而人類因此學會了許多對抗瘧疾的方法。

有一種遺傳性疾病會讓紅血球破裂成鐮刀狀，大多出現在非洲、地中海周邊、印度等瘧疾流行地。這種鐮刀型貧血估計起源於五萬年前，因為古埃及的木乃伊體內也曾發現此疾病。

紅血球正常來說呈圓盤狀，如果破裂成鐮刀狀，不少人會因此引發嚴重貧血而死。非洲部分地區有超過三成人口罹患這種疾病，美國的非裔國民也有十一％左右的病例。

紅血球一旦破裂，裡面的鉀離子就會釋放出來。鉀離子是原蟲生存不可或缺的物質，所以就算瘧原蟲進入鐮刀型紅血球也無法生存。人類藉由引發嚴重的貧血，換來難以感染瘧疾的體質。也就是說「得瘧疾而死」或「貧血而死」，兩害相權後，貧血的好處顯然較多，因此這種異常基因才逐漸在群體中增加。

白種人身上常見的「纖維性囊腫」，對日本人來說是罕見的遺傳性疾病。美國約有三萬名病患因基因部分缺陷而發病。罹患這種疾病後，內臟器官的管道會被黏稠的分泌物堵塞，功能遭破壞，不到三十歲就會死亡，是很悲慘的罕病。不過哈佛大學團隊研究發現，這種基因缺陷卻讓人不易罹患腸傷寒。

人體防衛反應

我們都知道人體缺鐵會造成貧血，但是有時候得了傳染病，血清中的鐵也會減少。鐵是人類的必需營養素，然而細菌繁殖也少不了鐵。人類寧願貧血來減少血清中的鐵質，這可能是一種斷細菌糧草的防衛方法。

美國明尼蘇達大學的研究員在三十多年前做過一項研究，他找來一百三十八名索馬利亞的游牧民族，經檢測後他們都缺鐵；接著他給六十七人服用安慰劑，剩下七十一人服用鐵劑。結果安慰劑組只有七人得到傳染病，鐵劑組卻有三十六人罹患瘧疾或結核。研究員的結論是：「游牧民族為了在傳染病盛行的區域生活，跟病原體達成妥協。」

美國密西根大學的尼西．朗道夫教授（進化生物學）表示，人類大多討厭「疾病帶來的不適症狀」，但這些症狀是人類在進化途中學到的防衛反應，也是警告訊號。

「發燒」、「咳嗽」、「噁心」、「腹瀉」、「疼痛」、「恐慌」，其中「發燒」是微生物「熱死」或病患「衰弱死」的「耐力賽」；「咳嗽」、「噁心」、「腹瀉」是將病原體排出體外的生理反應；「疼痛」、「恐慌」是疾病的危險訊號。

在盤尼西林出現之前，醫界曾經盛行一種療法：讓梅毒末期病患感染瘧疾，靠瘧疾的高燒來殺死梅毒病原體。發明這項療法的學者，獲得一九二七年的諾貝爾醫學獎。此外，要是感染病原性大腸桿菌O—157，又服用止瀉劑，會因未能排出毒素而加重病情，提高死亡率。

美國加州的內科醫師卡蓮．史塔克博士在二〇〇九年發表一篇論文，指出西班牙流感（見第八章）之所以導致大量病患死亡，與阿斯匹靈的退燒作用有關。當時只有阿斯匹靈可以治療高燒病患，但高燒原本是為了對抗流感病毒的手段，沒了高燒反倒致使病情惡化；也有報告指出，日本登革熱疫情中一些服用退燒藥的病患，病情因而加重。

傳染病是自然災害

傳染病流行也是一種「自然災害」，學界最常用的災害統計資料「緊急事件資料庫」（EM-DAT），由聯合國與比利時政府在一九八八年所成立。資料庫將災害分為「氣象災害」、「地質災害」、「生物災害」等三種，傳染病和病蟲害一樣被分類在「生物災害」之中。

EM-DAT指的是Emergency Events Database，由聯合國、國際機構、非政府組織、保險公司、研究與報導等機構提供資料，協助在地區、國家與國際上擬定對策，做好災後支援與災害防治。

其中的「自然災害」，災害規模必須符合以下四個條件中一個以上，才會登記在資料庫中：

①死亡超過十人
②受災者（發病者）超過一百人
③受災國宣布「國家進入緊急狀況」
④受災國宣布「要求國際支援」

也就是說如果沒有滿足這些條件，就不會登記在資料庫中。國際資料庫的自然災害發生數量，從一九〇〇年到二〇〇五年間每十年整理成一個區間（二〇〇五年為五年區間），資料庫顯示這段期間的「氣象災害」（洪水、乾旱、暴風雨等）約增加七十六倍，「地質災害」（地震、土石流等）約增加六倍，「生物災害」（疾病、病蟲害等）約增加八十四倍。

傳染病大流行有如大地震，明知是週期性發生，卻無法得知何時發生。人類每次遭遇大地震，就會小心提防一陣子，但是時間一久又放下戒心，忘了要提防地震或海嘯。而在鬆懈之後，板塊開始在腳底下互相推擠，日本列島各地的地殼都在扭曲，等到板塊無法承受壓力反彈，就形成地震。

病原體也是無時無刻都在基因突變，企圖侵入人體。一旦成功，就會瘋狂繁衍後代，有時甚至會奪走數千萬人的性命。

大地震的次數增加，災害規模與發生頻率也逐漸提高。人類改變環境，導致災害規模擴大；加上人口不斷集中，逼得人們只好搬去容易受海嘯侵襲的海岸低地，以及不時爆發土石流的山坡地及海埔新生地。

人類與傳染病的關係，隨著人類對環境的改造而大幅改變。人口的暴增與過度集中，讓傳染病迅速擴散。而透過咳嗽與噴嚏飛沫傳染的流感、麻疹、水痘、結核等病原體，擁擠不堪的都市就是它們最佳的繁殖場域。各位不妨試著想像，當傳染病患者在爆滿的通勤車廂內打了一個大噴嚏……

第二章
環境變化導致的傳染病

人類定居造成傳染病扎根

人類從誕生以來就受疾病所苦，從現存的狩獵採集民族來推斷，早期狩獵採集時代已經遭受各種疾病侵襲。誕生於非洲的祖先們，也可能被黑猩猩傳染瘧疾，被獼猴傳染黃熱病，被犬科動物傳染狂犬病。但是老祖先的聚落規模很小、密度很低，不是整個族群染病滅亡就是逃離當地，並不會把疾病擴散出去。

人們在繩文時代遺跡發掘出的「糞石」（糞便化石）中，發現許多寄生蟲卵，可見當時寄生蟲疾病已相當普及。例如福井縣若狹町繩文時代前期的「鳥濱貝塚」，就挖掘出超過兩千塊糞石，裡面有鞭蟲、異形吸蟲、毛線蟲等蟲卵。

一九九一年，義大利北部靠近奧地利邊境的冰河，出土了五千三百年前的男子冷凍木乃伊，保存狀態良好，也同時發現許多物品，學者因而獲得許多新石器時代人類的研究資料；另一方面也得知，男子曾感染跳蚤傳染的萊姆病與鞭蟲。

人類進入農業時代後，開始定居、擴張聚落、相互交流，也頻繁接觸家畜；這也導致人類與疾病的關係發生了重大的變化。

古老的典籍中也藏有線索。包括《新約聖經》、《舊約聖經》，還有中國與希臘的古書、印度教的《吠陀經》，都提及了各種疾病，包括結核、痲瘋病、霍亂、天花、狂犬病、瘧疾、肺炎、砂眼、流感、痲疹、鼠疫等等。

瘧疾的起源

人類沒有水就無法生存，也不能生產糧食，所以早期定居地點幾乎都在水邊。而最早發生集體傳染的疾病，就是透過水傳染。尤其農業在進行灌溉時，經常要挖掘淺而汙濁的渠道，這些渠道正是昆蟲與螺類的絕佳住處，牠們又是病原體的宿主，因此形成傳染病的溫床。

最具代表性的傳染病，是透過蚊子傳染的瘧疾。人類會感染的瘧原蟲共有六種，其中五種最早感染的是大猩猩、黑猩猩等非洲靈長類。二〇〇四年，在婆羅洲發現了也會感染人類的猴瘧蟲（諾氏瘧原蟲），這種瘧原蟲原本的宿主是亞洲產的食蟹猴。瘧原蟲不斷進化，如今除了靈長類之外，也在齧齒類、鳥類、爬蟲類等兩百多種生物體內發現寄生的瘧原蟲。

瘧疾傳遍全世界

瘧疾首次出現於歷史，大約是西元前一萬年到前八千年左右。人類進入農耕社會之後，瘧疾便開始盛行；而且隨著農業普及，瘧疾也愈發普遍。學者從大約四千八百年到五千五百年前的古埃及時期木乃伊體內，驗出了瘧原蟲的ＤＮＡ，可見當時也流行過瘧疾。

根據考古遺物，古埃及的克麗奧佩脫拉（埃及豔后，西元前六十九年～前三十年）就用過蚊帳；十九歲即過世的圖坦卡門王（西元前一三四二？～前一三二四？）的木乃伊中，也發現了瘧原蟲的殘骸。

亞歷山大大帝年僅三十三歲猝死，死因眾說紛紜，可能是傷寒、西尼羅熱或毒殺。但是歷史記載他在西元前三二三年六月三日發高燒，十天後昏迷死亡，所以瘧疾這個說法比較可靠。不可一世的英雄，也贏不了小小的蚊子。

中國也因推廣稻米，擴大定居區域，造成瘧疾傳播。傳說中三皇五帝時代的黃帝，曾經下令編纂最古老的醫書《黃帝內經》，其中似乎有診斷與治療瘧疾的方法。

印度河流域是印度最早的農耕地，後來農業擴展到高溫潮溼的恆河流域，居民紛紛煩惱起新的傳染病，也就是瘧疾。

歐洲方面，地中海周邊一直都橫行瘧疾，古羅馬更因瘧疾肆虐而人口大減。瘧疾一詞來自義大利語的 mala aria（壞空氣），十七到十八世紀時，歐洲各地瘧疾猖獗；俄羅斯在革命後因內戰大亂，一九二三年烏拉山脈以西的歐洲領土有三百萬人感染瘧疾，減緩了建設新國家的腳步。

至於美洲大陸，在奴隸貿易與殖民活動興起之下，十六世紀就已進口瘧疾。美國在十八到二十世紀之間都有瘧疾流行，甚至一年多達十萬人感染。尤其首都華盛頓原本就是溼地，孳生許多蚊子散布瘧疾，包括第一任總統華盛頓在內，林肯、格蘭特都曾感染瘧疾。

如今熱帶、亞熱帶地區也還有瘧疾的病例，包括非洲、中東、亞洲、中南美等一百多個國家（圖6）。每年約三億到五億人感染瘧疾，並導致一百萬到一百五十萬人死亡，九成死者不滿五歲。

日本的「瘧」

日本古書中經常出現一種叫做「瘧」（おこり）的傳染病，這很可能是瘧疾。據說《源氏物語》的主角光源氏也得過瘧疾；平清盛（一一一八～一一八一）也是死於瘧疾。《平家物語》提到清盛是發高燒而死：「體內高溫，有如火燒。（中略）進房者，皆難忍高溫。」早在近代之前，西日本的窪地與水田也曾陸續爆發瘧疾。

明治到昭和初期，從琵琶湖到日本海沿岸、沖繩到北海道，全國都流行過瘧疾，並造成許多人感染。太平洋戰爭期間，沖繩也發生瘧疾慘劇，由於戰況激烈，八重山群島的居民被強迫遷移到瘧疾疫區，擠在臨時搭建的茅草屋裡生活，造成一萬七千人感染瘧疾，三千人死亡。

大戰一結束，從海外回來的退伍軍人帶回瘧疾並引爆流行，最嚴重的一九四六年就有兩萬八千兩百人發病。後來DDT等殺蟲劑普及，瘧疾才慢慢減少；直到一九五九年滋賀縣彥根市的疫情結束後，瘧疾才逐漸在日本絕跡。但是至今每年仍有數十人在國外感染瘧疾，之後回國發病。

說起日本的鄰國南韓，在一九七〇年代後半成功鎮壓瘧疾，日後卻又開始流行起來。一九九三年確認再次流行，並於二〇〇〇年突破四千人感染。南韓政府雖設法整治，直到二〇一一年仍有超過八百人感染。

在北緯三十八度線（軍事邊境）擔任守衛的南韓士兵，被驗出感染瘧原蟲；由於北韓在二〇一一年有超過一萬六千人感染瘧疾，南韓因此譴責北韓，讓蚊子飛來南韓散播疾病。

撒哈拉沙漠南面、東南亞、阿富汗、伊朗、伊拉克、巴布亞紐幾內亞、巴西，這些地區至今也還在流行瘧疾。

農業散布的傳染病

另一種來自農業的傳染病，是棲息在河川與湖泊的住血吸蟲所引起的住血吸蟲病。住血吸蟲會寄生在人類與螺類身上，透過生水傳染

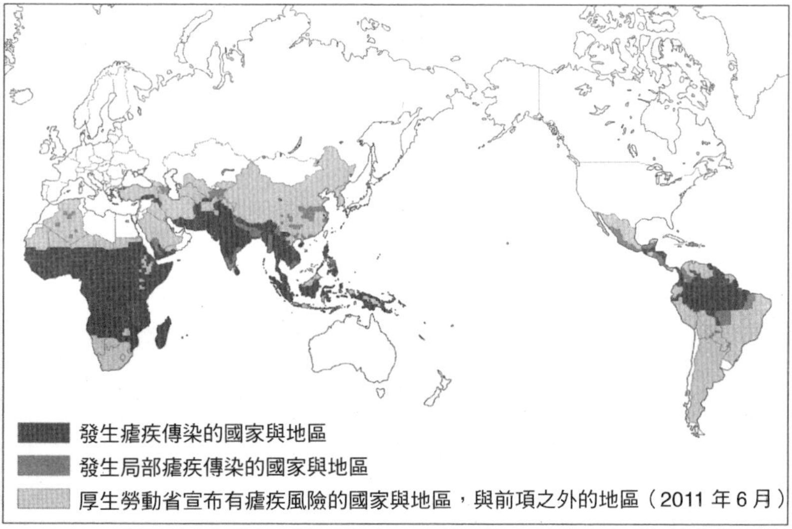

圖6 有瘧疾風險的國家（依據日本厚生勞動省檢疫所FORTH官網製圖）

給人類。尤其非洲到中東一帶的埃及血吸蟲（S.haematobium Bilharz）還在持續流行，據說原本是河馬身上的寄生蟲。

美索不達米亞與埃及這些早期農耕社會，建立了完善的灌溉網路，而這些渠道也讓寄生蟲快速擴散。四千年前的莎草紙文書記載，圖坦卡門王的木乃伊內臟裡有寄生蟲卵。

住血吸蟲的帶蟲者會出現慢性胃痛、胸痛、腹瀉、疲倦，蟲卵還會聚集在膀胱與尿道的黏膜上，導致排尿障礙。拿破崙曾備受尿道劇痛折磨，原本以為是尿道結石，但是最近專科醫師仔細研究症狀，發現很可能是拿破崙在一七九一年遠征埃及時，感染了埃及住血吸蟲。

發展中國家都有住血吸蟲，並隨著水壩與灌溉渠道的普及不斷擴散。埃及在一九七〇年完成亞斯文大壩，開始蓄水的同時就引發了住血吸蟲大流行。

原本尼羅河的定期氾濫會沖走河裡的螺類，但是水壩完工後不再氾濫，加上開闢許多灌溉渠道，螺類因此能定居在汙濁的水域中。根據統計，尼羅河流域的居民有八成以上是帶蟲者（見第五章）。

尤其近年來，發展中地區的水壩、渠道、灌溉設備漸形普遍，螺類的棲息地擴大，促進住血吸蟲大流行。ＷＨＯ推測，全球約有七十四國、共兩億人感染，每年有兩萬人死於其併發症。水壩與灌溉渠道愈普及，傳染就愈普及。

日本則是在彌生時代引進水稻的時候，同時引進了「日本住血吸蟲」，曾經廣為流行在甲府盆地、筑後川流域，以及各地農民之間。住血吸蟲會在腸壁上產卵，並出現腹痛、腹瀉等消化道症狀。蟲卵會隨著血流移動，如果引發肝炎或腦炎還可能致死。二〇〇〇年，日本所有住血吸蟲疫區都已經清理乾淨，但是亞洲其他地方（如中國長江流域）仍不斷出現感染病例。

供排水分離的難度

當人類社會成為定居社會，隨之而來的便是常駐的傳染病，當中大多是由排泄物傳染的消化道疾病。人類大多數聚落都仰賴一條河川來飲水與排水，只要上游的汙水流到下游，就會汙染飲水。

要分離供水與排水兩種功能，在技術上很困難。早期社會沒有多少聚落可以解決水汙染問題，因此頻繁爆發寄生蟲、霍亂、痢疾、傷寒等消化道傳染病。

第一個規畫並解決這個問題的人類社會，是古代繁榮的印度文明都市。古印度建造儲水槽，甚至有供水管、排水管與沖水廁所；而真正完整達到供排水分離的文明，是古羅馬。

龐貝城遺跡在維蘇威火山爆發的火山灰中掩埋長達一個世紀，遺跡發掘出來時，城裡到處都是供排水道與沖水廁所。羅馬在西元三世紀之前，就完成了十一個系統的水道網，總長三百五十公里；其中四十七公里是水道橋，每天供應民眾一百萬噸以上的用水，以及維持約一千座的公共澡堂。

水道橋無論在技術或藝術上，都是羅馬建築的頂尖傑作。法國南部的嘉德水道橋（Pont du Gard）是三層構造的石拱橋，高四十九公尺，極為壯觀，與西班牙塞哥維亞的水道橋並列世界文化遺產。在羅馬帝國衰亡之後，大多數的水道橋仍繼續發揮功能，有些甚至在二〇〇〇年後還是繼續使用。

不過，歐洲的水源汙染並沒有停止。泰晤士河在十三世紀汙染嚴重，只好從上游接水管引水道至倫敦市區，但是水質不斷惡化，只好繼續往上游取水。直到一八九六年，才建造了第一座淨水場；巴黎在十九世紀中葉也苦惱於水汙染問題，之後放棄從塞納河取水，從一八五二年起改用巨大的地下水井取水。

動物傳染人的疾病

根據華盛頓大學公共衛生學院的報告，二〇〇一年已知有一千四百一十五種引發人體疾病的病原體，其中有五百三十八種細菌、兩百一十七種病毒、三百〇七種菌類、六十六種原蟲，以及兩百八十七種寄生蟲。

美國野生動物保護協會針對當中六〇%透過動物傳染給人類的「動物傳染病」，發表相關文章。而一百七十五種近半世紀才出現的「新興傳染病」（emerging）與「再興傳染病」（re-emerging）中，七五%是動物傳染病。

一萬年來，人類與家畜建立起密切關係，也造成許多共通傳染病，人狗共通至少六十五種、人牛五十五種、人羊四十六種、人豬則有四十二種。這些傳染病通常會傳染多名飼主。美國進化生物學家賈德・戴蒙（Jared Mason Diamond）在《槍炮、細菌與鋼鐵》中提到，「家畜是疾病的溫床，生產食物也生產傳染病。」

牛會傳染麻疹、天花、結核、白喉、炭疽病、狂牛症（BSE）；豬會傳染百日咳、E型肝炎；鴨雁類則會傳染禽流感。

寵物也會帶來傳染病。狗會傳染「狂犬病」、「包囊絛蟲病」、「犬蛔蟲病」、「沙門氏症」等；貓會傳染「弓漿蟲病」（見第五章）、「貓抓病」、「萊姆病」、「跳蚤叮咬症」等；鳥會傳染「鳥披衣菌病」（鸚鵡病）等。不過，東京都內小學飼養的一百八十七隻小動物中，經檢查九種病原體後，沒有任何動物帶原。

非洲等地區因食用「野味」（野生動物的肉）而衍生新的傳染病。儘管無法確知獵殺動物的規模，世界自然保護基金會（WWF）在二〇〇〇年發表了一份報告，肯亞、坦尚尼亞等非洲七國共二十三個地點，每年的野味交易量就重達八千五百公斤，價格相當於七百七十萬美元。

迦納境內有六個自然保護區，在一九七〇到一九九八年間，有四十一種遭獵食的大型動物，數量減少達七六％。WWF估算，全非洲每年應有六億隻以上的野生動物遭獵食。而人類在獵捕野生動物時可能被抓咬，或在切剖時經由血液傳染（照片1）。

凸顯時代特徵的大流行

許多不斷困擾我們的疾病，可說都是環境變化所引發的疾病。麻疹、腮腺炎、天花這些人傳人的疾病，必須有一定數量的人類聚集才能讓病毒存活（見第十章）。只要國家不斷都市化，定居區域達到標準，就會出現新的大流行。

回顧歷史，每個時代都有凸顯時代特徵的全球性傳染病大流行。就像十三世紀的痲瘋病、十四世紀的鼠疫、十六世紀的梅毒、十七到十八世紀的天花、十九世紀的霍亂與結核，以及二十到二十一世紀的流感與愛滋病。

會引發大流行的傳染病，絕對不能忽略高密度社會的影響。十八世紀末葉到十九世紀，英國發動工業革命，在鋼鐵、煤炭、機械等產業迅速發展的同時，城市與勞工的生活與心態卻還是停留在中世紀，也導致了最惡劣的衛生環境，傳染病因此大顯身手。

各地人口湧入工業大城，城市迅速膨脹。例如一七六〇到一八六一年，曼徹斯特的人口從三萬人增加到四十六萬人，利物浦則從四萬人增加到四十九萬四千人。十九世紀末，倫敦人口超過四百二十萬人，躍居當時全球最大的城市。

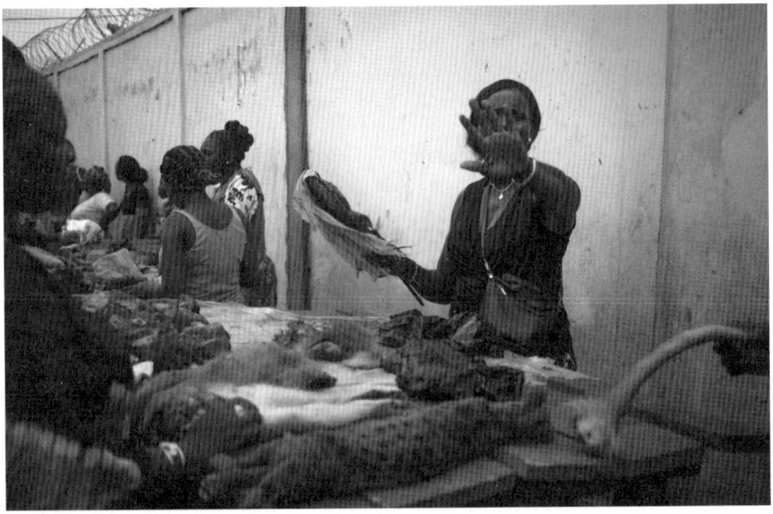

照片1　市場上販售的野味，攝於剛果民主共和國。

人口暴增，供排水與垃圾處理等城市基礎建設卻沒趕上，工資低廉、工作難找，貧窮人口群聚，誕生了歷史上第一個貧民窟，衍生大量的犯罪與性交易。一間房子裡擠上十戶人家，個別小房間塞入四到五人，都是司空見慣。

每間房子能有間廁所還算好，二樓以上的居民只能用尿壺如廁，上完不是打開窗戶往外倒，就是拿去一樓的廁所丟。十九世紀初，倫敦和巴黎等歐洲大城，到處都堆積垃圾，大街上屎尿橫流，惡臭四溢（圖7）。

這種不衛生的人口高密度環境成為傳染病的溫床，傳染病四處蔓延。而且當時有洗澡習慣的人不多，衣服也很少清洗，許多人都罹患慢性皮膚病，常因蝨子引發斑疹傷寒流行。

工業革命帶來霍亂與結核

要說哪一種疾病能代表工業革命時代，非霍亂莫屬。西元前三百年左右的文獻記載，霍亂原本是來自印度、孟加拉的風土病，一八一七年從加爾各答開始引發全球大流行。

英國軍隊侵略東南亞，也帶來病毒，並於一八一二年從阿曼的馬斯喀特擴散到東非。一八二六年，俄羅斯軍隊爆發霍亂，五年後疫情抵達波羅的海沿岸；疫情擴散歐洲後，持續流行到一八二三年；一八三〇年代，從美國擴散到中南美。

英國在一八三一年出現第一名霍亂病患，隨即流行全國，十四萬人遭感染而死。一八四八年爆發第二次流行，造成一萬四千人死亡；同時間，巴黎有兩萬人死亡，全法國共達十萬人死亡。

霍亂弧菌會隨排泄物排出，到處傳染，當時有半數以上感染者籠罩在死亡陰影下，是很恐怖的疾病。

那個年代，倫敦的汙水會直接排入泰晤士河，完全沒有過濾或消毒，就成了民眾的飲用水。時任倫敦駐院醫師的約翰．史諾，集中調查倫敦發生霍亂集體傳染地區。

最後發現流行是從特定水井附近開始，而且愈多居民使用泰晤士河的水源，病患人數就愈多。這也證明過去「霍亂是空氣傳染」的假設錯誤，其實是透過飲水傳染。三十年後的一八八三年，德國微生物學家羅伯特．科霍才發現霍亂弧菌，所以史諾的調查可謂「疾病學」先驅。

一八一七年之後，全球總計爆發七次大流行，據說造成數千萬人死亡。到了十九世紀，人類強化防疫機制，才不再出現全球大流行。

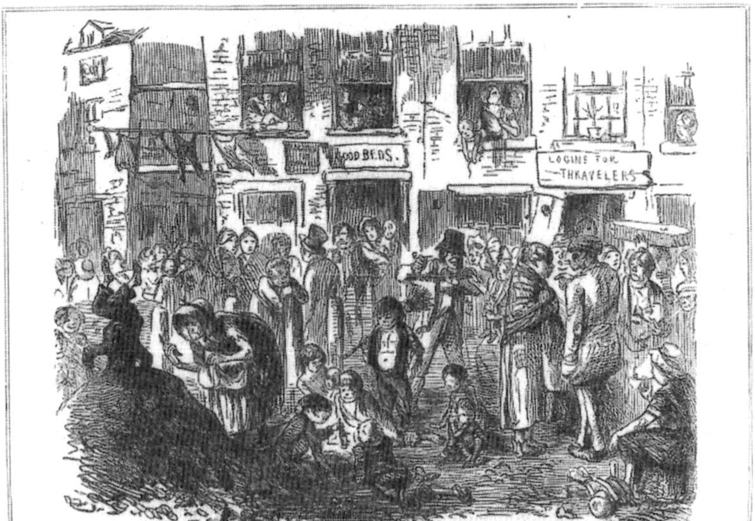

A COURT FOR KING CHOLERA.

圖7　被垃圾掩埋的倫敦是霍亂的溫床（十九世紀銅版畫）

但是目前在撒哈拉沙漠以南的非洲、南亞等窮困的開發中地區，還是有霍亂蔓延。WHO估計每年有三百萬至五百萬人罹患霍亂，十萬至十二萬人死亡。工業革命引發的另一種傳染病大流行，就是結核，這部分留待第十三章討論。

日本的霍亂流行

江戶年間人口在十八世紀超過一百萬，農村部分的屎尿有人出錢回收，當成「下肥」。江戶到明治初期，來到日本的外國人都很訝異，日本街道真是整潔，又沒什麼消化道傳染病。

但在一八二二年，霍亂的全球大流行還是影響了日本。流行從九州開始，沿著東海道東進，但是沒有越過箱根抵達江戶。日本人原本不知道這是什麼怪病，後來聽荷蘭商人說這是霍亂，以諧音稱之為「酷烈辣」、「狐狼狸」等等。

一八五八年，培理艦隊中的一艘密西西比號，有水手感染了霍亂，抵達長崎港後隨即引發霍亂流行。八月，疫情波及江戶，據說造成三萬人或二十六萬人死亡。霍亂流行三年之久，日本人的怨氣轉向黑船與外國人，認為開國帶來了傳染病，所以一時間攘夷思想高漲。

一九一一年，霍亂的總死者人數超過三十七萬人，遠超過中日戰爭、日俄戰爭的死亡總數。民眾對政府愈來愈不滿，各地引發「霍亂造反」。

另一方面，日本民眾相信霍亂是「妖魔作祟」，關東與中部地方居民使用野狼（日語音同大神，故被視為神的使者）的毛皮或骨骸來驅邪，結果大量野狼遭到獵殺，一九〇五年最後一隻日本野狼遭獵殺，從此絕種。有人認為日本野狼之所以絕種，除了感染狗瘟之外，這個迷信也是原因之一。

一八六八年明治維新之後，廢除了各地崗哨（關所），民眾往來熱絡，之後每隔兩、三年就發生霍亂流行，數萬人感染。一八七九年與一八八六年，死亡人數都超過十萬；一八九五年，日本軍隊中爆發霍亂流行，紀錄上的死亡人數超過四萬人。

戰爭擴散傳染病

每次爆發戰爭，士兵與民眾都要面臨缺糧與不衛生的環境條件，也促進了傳染病流行。尤其軍隊多為年輕男性，長時間共同生活更容易造成傳染病蔓延。因此軍隊裡經常流行天花、瘧疾、鼠疫、痢疾、霍亂、傷寒、結核、流感、梅毒、淋病、愛滋病等等。

古代的伯羅奔尼薩戰爭（西元前四三一～前四〇四）曾經爆發傳染病大流行。這場戰爭是雅典人率領的提洛同盟，對抗斯巴達率領的伯羅奔尼薩同盟，雅典堅守城池來對抗伯羅奔尼薩的攻擊。但是守城使得城內人口密度提升，城內爆發傳染病，造成三分之一人口死亡，慘不忍睹。據說這次的傳染病可能是天花或斑疹傷寒，總之雅典戰敗，提洛同盟也就此解散。

近代以來的戰爭，病死人數常常超過戰死人數。一八一二年，拿破崙率領六十萬大軍攻打俄羅斯，途中碰到斑疹傷寒大流行。拿破崙軍與俄羅斯軍交戰的戰死人數約十萬，但斑疹傷寒與各種疾病所殺死的士兵約有二十二萬。

戰爭與傳染病歷史中最慘烈的一節，莫過於克里米亞戰爭（一八五三～五六）。英國為了阻止俄羅斯擴張勢力，與法國一起加入土耳其陣營參戰，這場戰爭約兩萬多人死亡，但其中三分之二是病死，病因幾乎都是霍亂、猩紅熱、天花、痲疹等傳染病。

當時，一名英國護士率領醫護團去照料傷者與病患，那就是知名的佛羅倫斯・南丁格爾。她發現士兵病死的原因，其實是醫院不衛生導致，成了英國人的英雄。

美國南北戰爭期間（一八六一～六五），南軍約四十九萬人病死，估計病因是瘧疾；美國與西班牙交戰的美西戰爭（一八九八），兩軍死者有八七％死於傷寒。

中日甲午戰爭（一八九四～九五）期間，日本軍戰死一千四百一十七人，病死者卻高達八倍以上，來到一萬一千八百九十四人；日軍參謀總長有栖川宮熾仁親王染上了腸傷寒，近衛師團長北白川宮能久親王和近衛第二旅團長山根信成則是病死。

日俄戰爭（一九〇四～〇五）期間有五萬五千六百五十五人死亡，其中兩萬七千一百九十二人病死，大約占一半。病死者中，約五千七百人是因為缺乏維生素B而罹患腳氣病。另外有很多消化道傳染病，例如傷寒，日本陸軍為了治療疾病而研發了「樹腦丸（クレオソート丸）」，以征服露國（俄羅斯）之意取名為「征露丸」，之後改名為現今常見的「正露丸」。

第一次世界大戰總共有九百七十二萬人死亡，其中五百八十九萬人病死（包含餓死），約占六〇％。尤其大戰末期，協約國與同盟國雙方都爆發西班牙流感疫情（第八章），病死者有三分之一死於西班牙流感，戰爭難以繼續。

第二次世界大戰期間，東南亞戰線爆發瘧疾，歐洲戰線則流行起斑疹傷寒。這些疾病是由蚊子與跳蚤傳染，同盟國使用殺蟲劑DDT，還是有五十萬名美軍染病；另一方面，日軍沒有想辦法應付傳染病，造成呂宋島五萬多人、英帕爾（Imphal）會戰四萬人、瓜達康納爾島一萬五千人死於瘧疾，死傷慘重。

歷史上所有死在戰爭中的士兵，估計有三分之一到半數是死於疾病。

環境惡化與傳染病

過去半個世紀，突然出現了所謂的「新興傳染病」（表2），其中包括愛滋病、禽流感、SARS、拉薩熱、伊波拉出血熱、馬堡出血熱等等，有些是透過野生動物傳播，而且死亡率極高的新面孔。

新興傳染病大量出現的時期，也是全球急遽破壞環境時期。人口暴增，經濟擴張，濫墾森林，礦業擴張，都市膨脹，大規模開發，讓原本穩定的自然系統處處崩解。

很多新興傳染病起源於非洲（見終章），非洲人口急速成長，加速破壞熱帶雨林。拉薩熱、伊波拉出血熱這些新病毒的流行地，通常是熱帶雨林中不見天日的小村莊。被趕出森林的野生動物開始與人接觸，失去棲息地的齧齒類（如老鼠）與蝙蝠闖入村莊，帶來新的病原體。

全球的森林濫墾主要發生在熱帶雨林。聯合國糧食計畫署（FAO）表示，每年約兩百五十萬平方公里的熱帶雨林遭砍伐，每小時就有一百二十七個東京巨蛋的面積消失。熱帶雨林只占地球陸地面積的七％，卻棲息著全球五〇％到八〇％的物種，而病原體也是生物多樣性的一環。

年代	疾病（病因病毒）	發生國家	自然宿主
1957	阿根廷出血熱（鳩寧病毒〔Junin virus〕）	阿根廷	老鼠
1959	玻利維亞出血熱（馬秋博病毒〔Machupo virus〕）	巴西	老鼠
1967	馬堡出血熱（馬堡病毒）	德國	？
1969	拉薩熱（拉薩病毒）	奈及利亞	乳鼠（Mastomys）
1976	伊波拉出血熱（伊波拉病毒）	薩伊	大蝙蝠
1977	裂谷熱（裂谷病毒）	非洲	牛羊等等
1981	愛滋病（人體免疫缺乏病毒）	非洲	黑猩猩？
1991	委內瑞拉出血熱（瓜納里多病毒〔Guanarito virus〕）	委內瑞拉	老鼠
1993	漢他病毒肺症候群（漢他病毒）	美國	老鼠
1994	巴西出血熱（薩比亞病毒）	巴西	老鼠？
	亨德拉病毒症（亨德拉病毒〔Hendra virus〕）	澳洲	大蝙蝠
1997	高病原性禽流感（禽流感病毒）	香港	鴨
1998	立百病毒症（立百病毒〔Nipah virus〕）	馬來西亞	大蝙蝠
1999	西尼羅熱（西尼羅病毒）	美國	野鳥
2003	SARS（SARS 冠狀病毒）	中國	蝙蝠
	猴痘（猴痘病毒）	美國	齧齒類
2004	高病原性禽流感（禽流感病毒）	亞洲各國	鴨

表2　1950年之後的新興病毒（依據山內一也《病毒與人類》製表）

熱帶雨林發生了什麼事？

筆者在馬來西亞婆羅洲島的熱帶雨林碰過一件事。一九九八年九月到一九九九年四月間，婆羅洲島出現一種類似日本腦炎的疾病，病患會發高燒、頭痛、肌肉痠痛、痙攣，兩百六十五人發病，一百零五人死亡。

當時筆者正在當地村落調查原住民，突然槍聲大作，趕出門一看，原來是軍隊闖進來射殺村民飼養的豬隻。政府認為這一帶流行的疾病是由豬隻散播，決定全面撲殺。後來這種疾病以首先流行的立百新村來命名，稱為「立百病毒傳染病」。立百病毒屬於副黏液病毒的一種，副黏液病毒會引發痲疹或腮腺炎。

這場流行引發意外的連鎖反應，首先是地狹人稠的新加坡，民眾發起反畜牧公害運動，於是政府禁止國內飼養豬隻。新加坡轉而從鄰國馬來西亞進口大批豬肉，婆羅洲島興起一股養豬熱，農村擴大規模，豬舍蓋進了森林深處。

不料原本棲息在這一帶的大蝙蝠就帶有立百病毒。森林面積驟減，蝙蝠要吃的樹果不夠了，就擴大飛行範圍尋找果實，到處排尿散播病毒，透過豬隻傳染給人類。

政府原以為是日本腦炎，噴灑殺蟲劑殺蚊，並給豬隻注射腦炎疫苗。注射疫苗的時候，許多豬隻共用一支針筒，就像毒癮患者共用針筒傳染愛滋病一樣，大量豬隻遭到病毒感染。最後政府為了阻止流行，撲殺約九十一萬頭豬，占全國總量將近四成。

後來亞洲的印度、孟加拉一帶發生十二次流行，病毒不斷突變，從豬傳人演變為人傳人，死亡率也從四〇％提升到七五％。

第三章

人類遷徙與疾病擴散

東西交流也交換了疾病

連結中國、西亞到地中海沿岸的「絲路」，可以從東方送出絲綢、漆器、紙張，並從西方送出珠寶、玻璃、金銀工藝、地毯，進行交易。交易的同時，人類與家畜也帶來了各種疾病。從西方帶到東方的疾病，主要是天花與痲疹；而從東方帶到西方的就是鼠疫。雙方對外來的傳染病都沒有免疫力，因而引發大流行。

絲路的東西兩頭分別是中國漢朝與古羅馬，是掌握地球兩端的大帝國，人口眾多。兩大帝國幾乎同時發生傳染病大流行，引發人口驟減的慘案。

漢朝全盛期的人口估計超過六千萬人，西元二至三世紀，絲路交易興盛，造成天花與痲疹流行，估計六世紀末已減至四千五百萬人，這也是漢朝衰敗的原因之一。

羅馬的馬可．奧里略皇帝（一二一〜一八〇年）在位期間，發生鼠疫大流行，造成三百多萬人死亡，之後仍出現零星流行。鼠疫是跳蚤寄生在齧齒類身上所散布的疾病，會隨著老鼠前往任何地方。

羅馬帝國分裂為東西兩邊之後，東羅馬帝國（拜占庭帝國）也在西元五四三年流行過鼠疫，當時是查士丁尼大帝（四三八～五六五）統治的盛世。查士丁尼大帝本身也染病，所幸不久即康復。

這場瘟疫就是歷史上知名的「查士丁尼瘟疫」。拜占庭歷史學家普羅科比斯（Procopius）在著作《戰爭》中就提到瘟疫的慘狀，當時首都君士坦丁堡（現為伊斯坦堡）每天有五千人死亡，最終失去全城四成人口的性命。

鼠疫席捲歐亞大陸。一〇九五年到一二七二年間的八次（眾說紛紜）十字軍東征去攻打伊斯蘭國家，這場遠征促進貿易交流，讓歐洲城市繁榮起來；但有人認為船隻載戰利品回來的時候也混進了老鼠，結果把鼠疫菌帶回城市。

史上最慘烈的鼠疫流行

蒙古帝國的版圖涵蓋中東與東歐，在十三到十四世紀中葉達到巔峰。大部分絲路都歸於蒙古帝國統治，跨歐亞大陸的貿易十分興盛。

根據近年研究，原本鼠疫菌似乎存在於絲路要衝，天山山脈吉爾吉斯西北邊的伊塞克湖（現為吉爾吉斯共和國）附近。鼠疫菌的天然宿主是土撥鼠，這一帶有很多基督教聶斯脫里派（景教）

的教徒，分析教徒的墓碑，發現這裡曾有鼠疫的慢性流行。

中國於一三三一年的元朝時代，發生過鼠疫大流行。一三三四年，河北省估計死亡五百萬人，相當於人口的九成。經過伊塞克湖的商隊與軍隊，將鼠疫帶到中東的巴勒斯坦與敘利亞，還有北非的突尼斯，最後到達歐洲。這次鼠疫造成波斯（現為伊朗）與埃及失去約三成人口。

一三四七年，鼠疫經過克里米亞半島登陸西西里島，隔年擴散到羅馬、翡冷翠等地中海沿岸地區；接著又擴散到巴黎、波爾多、倫敦；最後西至英國東至俄羅斯西部，除了波蘭到德國東部一帶之外，幾乎整個歐洲都被鼠疫攻陷（圖8）。

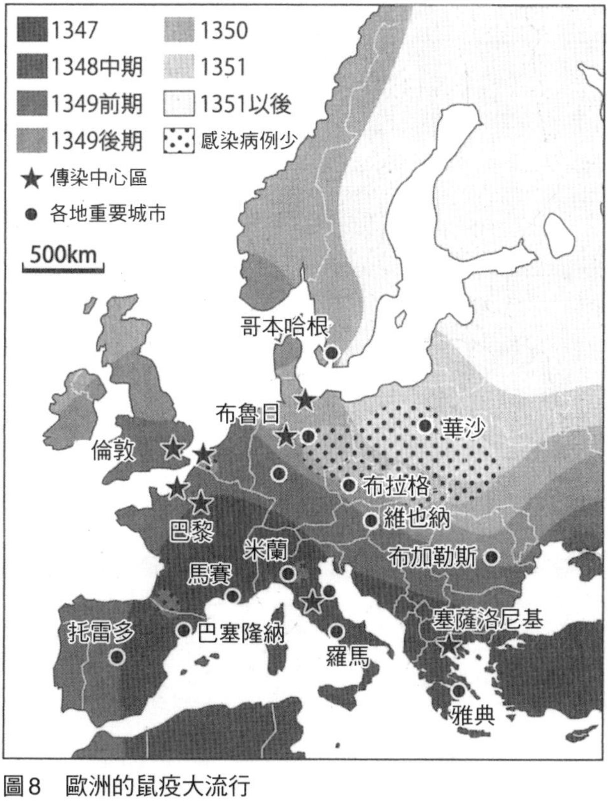

圖8 歐洲的鼠疫大流行

農業革命是導火線

這個時期會引發鼠疫爆發，我認為有以下的可能原因。

十到十四世紀的氣候屬於「中世紀溫暖期」，歐洲發生了「中世紀農業革命」。

十一世紀，歐洲人開始大量使用水車，十二世紀又開始大量煉鐵，大幅提升鋤犁等農具的功能。於是歐洲人改採三年輪耕的三田制，提升農業產能。糧食一增加，英國、德國、法國等國家人口就暴增；當人口暴增，糧食就開始缺乏，價格波動也很激烈。後來在一三一四年發生異常氣候，歐洲連續幾年面臨異常低溫與持續降雨，在一三一五到一七年間，全歐洲都面臨嚴重的糧食危機。這場飢荒讓人民虛弱不堪，正好又碰上了鼠疫來襲。

城市人口增加，民眾隨地丟棄垃圾，到處都是人畜排泄物與屠宰肉渣的惡臭，也成了老鼠（鼠疫宿主）繁殖的絕佳環境。中世紀農業革命掀起墾荒潮，許多林地迅速轉為農地，老鼠的天敵（狐狸、老鷹、野狼等肉食動物）隨之驟減，促進了老鼠大繁殖。

大流行的臨別禮物

喬凡尼·薄伽丘（Giovanni Boccaccio）的《十日談》（*Decameron*）訴說一三四八年義大利的托斯卡尼，十名男女窩在莊園裡躲避鼠疫，為了打發時間而輪流說著有趣的故事，同時也生動描述了當時鼠疫的災情。

「每座教堂的墓園都挖了深坑，數百具屍體被丟進坑裡，集屍場裡的屍體層層疊疊，就像船艙裡的貨物。每丟下一具屍體明明只灑上一把土，坑卻很快就填滿了。」

美國威廉瑪麗學院的飛利浦·迪立德表示，鼠疫造成歐洲大概三到四成人口死亡，相當於兩千五百萬至三千萬人，而全球的總死亡人數估計為七千五百萬人至兩億人。尤其法國南部到西班牙一帶，損失了八成人口。直到十四世紀末期，還發生了三次大流行與多次中小規模流行。

鼠疫造成人口驟減，農村荒蕪，莊園領主與農民的勢力頓時翻轉。農民原本要繳稅，後來變成收錢耕種，這也是中世紀歐洲社會崩解的主因。

另一方面，基督教會式微，民眾不再相信教會，引發了楊·胡思與馬丁路德等人的宗教改革。由於民眾不知道鼠疫的成因，還有人謠傳「是猶太人在井裡下毒」，結果引發民眾排擠猶太人，同時也發生獵巫潮。

農村荒蕪之後，農耕地又變回森林，這是人類史上第一次森林面積增加。美國維吉尼亞大學的古氣象學家，威廉·拉迪曼榮譽教授表示，森林面積迅速擴大，造成大氣中的二氧化碳濃度降低，氣溫也跟著降低。十四世紀中葉到十九世紀中葉的「中世紀小冰河期」寒冷氣候，受其影響絕對不算小（圖9）。

第二波與第三波傳染

之後鼠疫斷續流行，歐洲在十七世紀又發生第二波鼠疫災難。一六六三年在荷蘭流行，一六六五至六六年在倫敦流行。《魯賓遜漂流記》的作者丹尼爾·狄福在《大疫年日記》中清楚描寫，

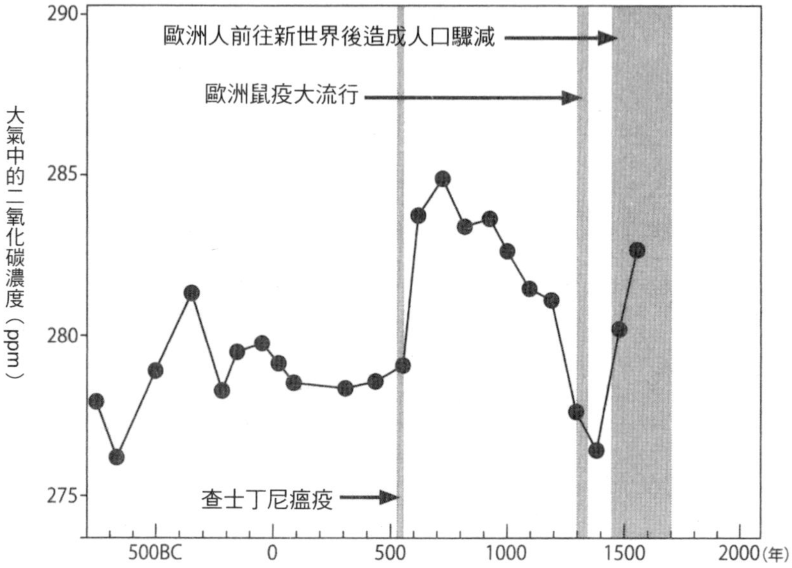

圖9　南極冰河中的二氧化碳濃度，隨著森林增加而減少

當時倫敦有四分之一市民死亡的慘狀。

當時鼠疫逼迫劍橋大學關閉，牛頓回到故鄉烏爾索普，擺脫所有紛擾，專心研究地心引力定律。牛頓一生最大的成就幾乎都來自這次的避難期，所以這一年也被稱為「牛頓奇蹟年」。

一六六六年倫敦發生驚天大火，八五％的住宅燒燬，政府在重建時規定房屋必須以磚頭或石頭建造，這減少了老鼠棲息地，也就控制了鼠疫。後來在一七二〇年，法國馬賽又發生鼠疫流行，大約造成十萬人死亡。

第三波流行發生在一八九四年的中國雲南省，然後波及到香港，再從香港走海路延燒到太平洋。一八九九年，停靠夏威夷的香港船上有老鼠，引發的鼠疫毀掉了歐胡島上的唐人街。由於鼠疫遲遲無法控制，夏威夷政府決定燒燬唐人街，結果這把火也失控，燒得四千人無家可歸。

日本在一八九九年遭鼠疫入侵，臺灣的船隻停靠神戶港時，染病船員把鼠疫帶進日本。之後二十七年，日本發生大大小小的鼠疫流行，共兩千九百零六人發病，兩千兩百一十五人死亡。所幸當時日本政府的防疫措施成功，鼠疫在一九二六年絕跡。

一九〇〇年，鼠疫抵達美國本土，在舊金山開始流行，造成一百三十三人死亡；同一時期澳洲也發生鼠疫，在一九二五年之前共流行過二十五次，約造成一千九百人死亡。

起源是中國雲南省

一八九四年，法國巴斯德研究所的亞歷山大．耶爾森（Alexandre Yersin），與德國細菌學家羅伯特．科赫的學生北里柴三郎，各自發現了鼠疫菌。在後來的一百多年內，人類漸漸揭開鼠疫的神祕面紗。

十四世紀歐洲發生鼠疫大流行，歐洲各地都留有合葬墓。巴斯德研究所的芭芭拉．巴拉曼博士團隊，在二〇一一年開挖《十日談》中提到的合葬墓，並從骨骸與牙齒中採集鼠疫菌的基因，進行分析。

原本已知三種系統的鼠疫菌，研究又發現了兩種新系統的鼠疫菌，這兩種系統解釋中世紀歐洲的鼠疫菌兵分兩路，進攻全世界。南法馬賽港附近的一三四七年份墓地，跟英國威爾斯邊境附近赫里福郡的一三四九年份墓地，兩者發現的鼠疫菌是相同系統。可見鼠疫菌從法國的地中海岸登陸，然後迅速擴散英國。

愛爾蘭科克大學學院的馬克・阿克曼教授團隊，依照各地鼠疫菌的基因突變，做出進化系統樹狀圖，並於二〇一〇年宣布鼠疫菌大約兩千六百年前出現於中國雲南省。根據樹狀圖來看，三次大流行全都發自於中國。

凶猛的痲瘋病

歐洲是人類史上最早出現高密度城市的地區，環境髒亂，埋下許多疾病的病因。人口膨脹加上交通發達，原本各自發展的各地社會開始密切交流，人群接觸機會多，疾病散播的速度也更快。

疾病剛開始往來於歐洲與中東，接著是歐洲與亞洲，到了大航海時代還散播到新大陸與南太平洋群島。當新的疾病被帶入沒有免疫力的社會，總會發生慘案。

印度北部發掘出來的四千年前人骨，以及三千五百年前的古埃及木乃伊，都有痲瘋病的足跡。希臘名醫伊波克拉底、中國《論語》及《新約聖經》也都提及痲瘋病，可見歷史之悠久。

沒人知道痲瘋病的起源，但是知道會傳染給靈長類中的黑猩猩、白眉猴，以及犰狳，所以很可能是「人畜共通傳染病」。法國巴斯德研究所團隊進行大範圍的基因分析，發現痲瘋病源自於東非到中東一帶。

亞歷山大大帝遠征，以及船員、商人、探險家的移動，將痲瘋病帶到歐洲、非洲與印度。十八世紀後，又透過奴隸貿易，經由疾病帶到加勒比海與中南美。

六世紀開始，痲瘋病就是影響歐洲人口的重大疾病之一。十三世紀的十字軍東征讓士兵一個個染病，將病菌帶回本土，導致歐洲在十一到十三世紀間爆發痲瘋病大流行。當時全歐洲建造了一萬九千座痲瘋病院（leprosarium）來隔離痲瘋病患，直到十四世紀疫情才趨緩。

在所有疾病當中，痲瘋病患遭到的歧視與誤會最嚴重，待遇也最悲慘。一九四〇年代，痲瘋病的傳染性已經降低，而且發現它不會遺傳，只要用藥就會痊癒，但全球各地還是習慣隔離痲瘋病患。日本更在一九〇七年制訂《痲瘋病防治法》，病患必須強制隔離，而且強迫接受絕孕手術，不得留下子孫，真是毫無人權可言。直到八十九年後的一九九六年，日本才廢除這條法律。

即使如此，二〇〇三年熊本縣還是有一家溫泉旅館拒絕已痊癒痲瘋病患團體的住宿，後來縣政府以違反《旅館營業法》判旅館方有罪，但輿論反而責難起痲瘋病團體，可見日本人對痲瘋病的偏見根深蒂固。

新大陸的悲劇

大約一萬四千年前，白令海峽還是一片相連的陸地，人類就從這裡前往新大陸，每次移動的團體約數十人，頂多數百人。天花病毒與麻疹病毒必須要有一定數量的人口才能存活，所以新大陸一直與這些疾病無緣。

加上新大陸居民大多形成小聚落，地理上互相隔閡，也只有極少數人口飼養家畜。因此新大陸居民對歐洲流行的疾病毫無免疫力，也從未像其他大陸居民一樣感染過家畜傳染的疾病。

十五世紀末，舊世界的傳染病突然闖入新世界，對新大陸原住民「大顯神威」。毫無防備的新大陸原住民社會迅速崩潰，最好的例子就是哥倫布最先航抵的島嶼——加勒比海的聖多明哥島。

根據估計，西班牙剛征服這座島時，島上約有一百萬人口。直到西班牙人在一五一九年將天花帶進該島，加上獵捕奴隸與屠殺原住民，短短四十年後，島上居民僅倖存數百人。

西班牙征服者將各種歐洲疾病帶進新大陸，影響最嚴重的就是天花與痲疹；最慘烈的則是阿茲特克帝國的毀滅。

一五二一年，西班牙的埃爾南・科提斯（Hernán Cortés）率軍包圍阿茲特克首都特諾奇蒂特蘭（Tenochtitlan，現為墨西哥市），在歷史上留下了「征服者」的名號。但其實科提斯當時差點就在阿茲特克軍手下吃了敗仗。

只是阿茲特克軍沒有發動最後的總攻擊，甚至一直沒有發動攻擊。科提斯見狀，重整旗鼓闖進首都，卻發現首都彷彿已被大軍殲滅了一般。原來城裡的人染上天花，屍橫遍野（圖10）。

十六世紀前葉，阿茲特克人估計有兩千五百萬人，到了一五五〇年剩下六百萬人，一六〇〇年剩下一百萬人。累積數千年的高度文明社會，就這樣慘淡地崩潰了。

不斷湧入的疾病

天花登陸聖多明哥島之後，經過阿根廷群島傳至墨西哥，毀掉了阿茲特克，還經過巴拿馬地峽把殺戮鋒面推往南美。一五二五年至二六年，天花侵入印加帝國，西班牙軍隊抵達時，印加帝國人口早已驟減，政局瀕臨崩潰。

繼天花之後，又爆發了一五三〇年至三一年的麻疹、一五四六年的傷寒、一五五八至五九年的流感，以及腮腺炎、肺炎等歐洲傳染病大流行。原本已遭天花嚴重銳減的人口，受到這些疾病窮追猛打，對新大陸人口造成毀滅性的打擊。

一五〇〇年的世界人口估計約五億人，其中八千萬人（或說四千萬至一億人）居住在南北新大陸。哥倫布抵達後，短短五十年就減少到一千萬人。

祕魯的印第安人人口，在哥倫布抵達前有九百萬人，到了一五七〇年驟減至一百三十萬人；巴西的印第安人估計原有六百萬人以上，後來受疾病與混血影響，目前只剩四十五萬人。

而且當新大陸與非洲開始貿易活動，在非洲被捕的奴隸又把非洲的傳染病帶進新大陸；十六到十七世紀是瘧疾，一六四八年是黃熱病，這兩種疾病在新大陸扎根，傷害原住民與歐洲移民的健康。

一開始，移民帶進傳染病只是巧合。但是歐美人發覺殺傷力驚人，反倒利用傳染病，例如將麻疹病患的衣物送給印第安人，排除那些阻止移民開墾農園的力量，

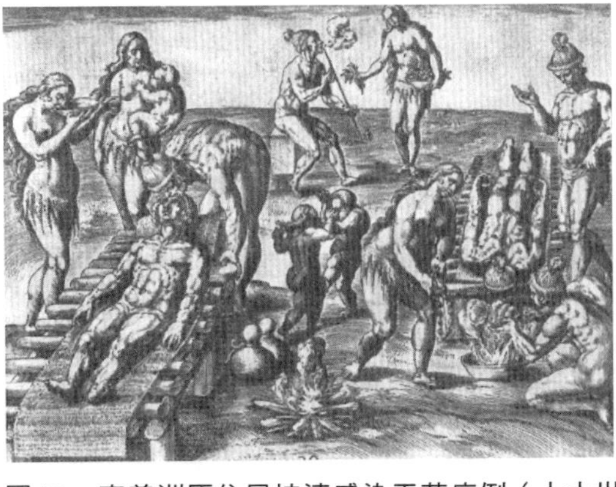

圖10 南美洲原住民接連感染天花病倒（十六世紀銅版畫）

成了所謂的「細菌戰」。

根據歷史紀錄，十八世紀的英國與法國人為了有效殲滅加拿大地區的原住民，收購麻疹病患的衣物送給原住民。如今這些部落已經完全滅絕，不留一點痕跡。

原住民的復仇

傳染病並非只從歐洲傳往新大陸。一四九〇年代，歐洲慘遭梅毒肆虐，當一四九四年法軍入侵義大利，歐洲人才首次體認到梅毒的影響有多深遠。

要不了多久，梅毒就傳遍全歐洲。一四九八年，達伽馬發現印度航線之後，又把梅毒傳染到亞洲；一五〇五年，中國與日本也確診梅毒病例；之後歐洲的船員，又把梅毒散播到太平洋一帶。

梅毒的起源眾說紛紜，有人說是歐洲地方疾病草莓腫（熱帶地區傳染病）的新種，突變後可經由性行為傳染。但是歐洲最早的梅毒病患，出現在一四九三年的巴塞隆納，而哥倫布前一年才第一次從新大陸航海回來，所以哥倫布船員從新大陸帶回梅毒的說法比較可靠。

當年哥倫布率領九十名船員航海，如今大概只剩馮．迪摩格比較知名，因為他一抵達加勒比海，就忙著與當地女性原住民「交流」。

馮．迪摩格在一四九三年回到西班牙港口，立刻就發燒起疹子，接著出現頭痛與妄想，兩年後大動脈破裂死亡，他就是舊世界的梅毒零號病患。

交通發達帶來的ＳＡＲＳ

新型傳染病往後會以怎樣的型態威脅我們呢？在中國大爆發的嚴重急性呼吸道症候群（ＳＡＲＳ）或許給了我們提示。二〇〇二年十一月，經濟蓬勃發展的廣東省深圳市，率先出現居民感染這傳染力強大的病毒。當時中國各地年輕人紛紛前往廣東賺錢。

廣東省有吃「野味」（野生動物）的習慣，「野味市場」上販售蛇、蜥蜴、猴子、海豹、鼬鼠、老鼠、穿山甲，有活的、也有屠宰後的。年輕人前往野味市場或野味餐館工作，可能因此從野生動物身上感染病毒。一旦發病，會出現高燒、咳嗽、呼吸困難等症狀，最後衰弱致死。

剛開始，一名中裔美籍商務人士經過上海、香港抵達河內，出現原因不明的嚴重呼吸道疾病住院，後來被送往香港醫院，最後死亡。而他最初接受治療的河內醫院，也有數十名醫護人員出現相同症狀；他後來轉入的香港醫院，替他治療的醫師與護理師也發病死亡。

另一方面，香港也發生大量傳染。一名廣東省廣州市的中國醫師，在醫院裡治療肺炎病人，感染了ＳＡＲＳ卻不自知，前往香港到市區飯店投宿。

這位醫師後因身體不適被送往醫院，客房裡卻到處都是醫師的嘔吐物與排泄物。清掃這間客房的飯店員工，用同一套器具清掃其他客房而傳播病毒，造成飯店裡的十六名新加坡人、加拿大人、越南人發生二次感染。他們又將病毒帶回自己的國家，因而迅速傳染到世界各地。

這位中國醫師所住的香港醫院裡，馬上就有五十人以上的醫護人員出現相同症狀病倒，醫院陷入癱瘓。一位住在該醫院裡的男性病患，他的弟弟前來探病，之後返回居住的市內大廈裡，結果傳染給大廈裡三百二十一位居民。很可能是大廈排水管設計不良，病患弟弟的飛沫與糞尿含有病毒，經由廁所換氣扇散布到整棟大廈內。

研究發現，病原體是新型的冠狀病毒，取名為「SARS病毒」。這種病毒威力強大，傳染許多醫護人員，造成全球恐慌。三月十二日，WHO發表全球警報時，疫情已從中國廣東省、山西省擴散到加拿大多倫多、新加坡、河內、香港與臺灣。疫情在二〇〇三年九月結束，根據WHO統計，全球共有三十國、八千零九十八人感染，七百七十四人死亡。

學者原本以為自然宿主是野味市場上的白鼻心，結果白鼻心只是中間宿主，真正的來源應是驗出冠狀病毒的菊頭蝙蝠。只是這次流行的冠狀病毒，基因結構與任何已知的冠狀病毒都不同。

非洲傳染病到紐約

有了噴射機與高速鐵路，人類與物品可以高速長距離移動，邊境的疾病也會傳播到出乎意料的地方。最好的例子就是非洲風土病「西尼羅熱」，一九九九年突然在紐約爆發大流行。

一九九九年八月，紐約市中心皇后區，數百隻烏鴉在地上走得搖搖晃晃，然後倒地死亡，這就是熱帶疾病西尼羅熱的流行開端。之後紐約有七人死亡，六十二人獲診斷為腦炎；烏鴉之外還有野鳥與馬匹死亡，美國民眾陷入恐慌。

疫情迅速爆發，二〇〇二年有三十九州（包括首都華盛頓特區）共四千一百五十六人感染，二〇一二年美國全境淪陷，約三萬七千人感染，約一千五百五十人死亡。之後，疫情更擴散到加拿大與墨西哥。

約有八成的人感染這種病毒不會有症狀，剩下兩成會發高燒、頭痛、肌肉痛、關節痛，大概每一百四十至一百五十人，就有一人會引發腦炎或髓膜炎而死；六十五歲以上的高齡人口，更是每五十人就有一人死亡。

西尼羅熱原本是非洲東部的疾病，病因是野鳥身上的病毒。一九三七年，烏干達西北部的西尼羅地區首次發現人類病患，所以取名為西尼羅熱；後來歐洲、西亞、中東、大洋洲等地，都從人類、鳥類、脊椎動物身上驗出了病毒。

一九九〇年代之後，除了美國出現集體感染之外，阿爾及利亞、以色列、加拿大、剛果民主共和國、捷克、羅馬尼亞、俄羅斯等地也曾爆發感染。二〇〇五年九月，一名三十多歲的男性上班族從洛杉磯飛回日本，成為日本第一個西尼羅熱病患。

每天約有五十班飛機從美國飛往日本，根據厚生勞動省調查，國際線班機上曾經出現蚊子。此外，農林水產省也統計出日本每年從全球各地進口二十到三十萬隻鳥類寵物，可見病毒隨時能侵入日本。

西尼羅熱病毒是絲狀病毒的一種，絲狀病毒會引起日本腦炎等各種腦炎。當蚊子叮咬鳥類吸血，就會攜帶病毒，再去叮咬人類或其他動物，就會傳染病毒。美國確定帶原的鳥類有烏鴉、冠藍鴉、家麻雀等等，總計超過兩百二十種。

沒人知道西尼羅熱怎麼闖進大城市，可能是從非洲進口寵物鳥，或蚊子叮咬傳染。城市裡到處都是空罐、廢輪胎、臭水溝，多的是積水來孳生蚊蟲。

地球暖化與熱島效應導致大城市氣溫升高，也成為蚊蟲的溫床。美國起初報告的病患發病日，集中在夏天的七月中旬到九月上旬，不過近年來連六月與十二月都有病患發病。

傳染病的新威脅

病原體會趁人類社會變遷的空檔入侵，在不同的時間與地點扎根，再透過人類接觸傳播到新地區。或許SARS與西尼羅熱已經偷偷靠近，不斷突變準備入侵人體。

而這份擔憂已然成真。二〇一二年底到二〇一三年五月間，沙烏地阿拉伯、卡達、突尼西亞等中東地區，出現了酷似SARS的呼吸道疾病「中東呼吸症候群冠狀病毒」，全名為Middle East respiratory syndrome（MERS），英國與法國都有男性從中東返國後發現染病。

根據WHO統計，截至二〇一四年十月為止有二十一國、共八百五十五人感染，死亡三百三十三人，死亡率將近四成。根據保存的血液樣本，發現這種病毒至少從一九九二年就存在，荷蘭研究團隊認為感染源是駱駝。

「交通工具」從徒步發展到馬匹、帆船、汽船、鐵路、火車、飛機，人與物品的移動速度不可同日而語。西尼羅熱、SARS這些病毒也能搭便車，短時間前往遠處。而人類在城市裡的愈發密集，更形成了絕佳的傳染條件。

第二部

與人類共存的病毒和細菌

第四章

幽門螺旋桿菌是敵是友？——探究胃癌的原因

日本感染人數最多的傳染病

日本俗諺說「冒蟲酸」（虫酸が走る），意思是肚子有火，「蟲酸」也寫作「蟲唾」，以前日本人認為肚子裡有「蟲」，所以很多俗諺都和肚子裡的蟲有關。「蟲酸」的意思就像宿醉，胃酸湧上嘴裡，是一種讓人非常不舒服的感覺。

胃酸的主要成分是鹽酸，當然很酸。人類空腹時，胃酸的酸鹼值只有一到二，相當於汽車電瓶那麼酸，但在進食時就會變成四到五。胃酸可以幫助人體消化吸收蛋白質、脂肪、碳水化合物，也能殺死致病的細菌與病毒，防止感染。

沒人想過竟然有細菌能在這樣強酸的環境下生存，這種細菌就是幽門螺旋桿菌，簡稱幽門桿菌，目前幽門桿菌被稱為「日本感染人數最多的傳染病」。

螺旋桿菌（Helicobacter）中的螺旋（helico）跟直升機（helicopter）有相同的字源，幽門則是指胃的出口，這種細菌在外型上呈兩、三圈扭轉，還長了四到八根鞭毛。

十九世紀以來，學者已經在胃中發現這種有螺旋狀尾巴的細菌，但一直以為「只是碰巧待在裡面」。直到西澳大學教授羅賓．華倫（Robin Warren）與貝瑞．馬歇爾（Barry J. Marshall）打破了這個觀點。

兩人從胃中找到幽門螺旋桿菌，費盡苦心，終於在一九八二年成功培養出來。這種細菌的繁殖速度比一般細菌慢很多，很難培養成功。碰巧遇上復活節假期，把培養皿丟著五天不管，結果它就繁殖起來了。

馬歇爾用自己的胃來做實驗，一喝下培養液就引發胃炎，服用抗菌劑消除細菌後，胃炎隨即痊癒。不過當時學界認為胃炎與胃潰瘍是由壓力所引發，幾乎沒人關注他們的發現。日後研究發現，胃癌、胃潰瘍、十二指腸潰瘍、慢性胃炎的元凶，也都是幽門螺旋桿菌。兩人獲得二〇〇五年的諾貝爾醫學獎。如今很多人應該在做完健康檢查後，聽從醫師建議檢查這種細菌，並且除菌。

阪神．淡路大地震剛結束不久，出現很多胃潰瘍病患，於是壓力致病說又捲土重來。但在神戶大學醫學院附設醫院進行檢查之後，發現胃潰瘍病患中有八三％感染此菌；而沒有感染幽門螺旋桿菌的人，震後也幾乎沒有罹患胃潰瘍。

幽門螺旋桿菌的真面目

根據德國與美國的學者研究，地球上充滿了微生物，每年有超過兩百萬噸的細菌與病毒、超過五千五百萬噸的菌類孢子，如下雨般從天而降。」上從離地四十公里的高空，降至海面下十公里的深海，都有微生物生存。

其實人體內也充滿微生物，稱為「常駐菌」。常駐菌的進化史通常比人類悠久許多，而且名符其實，平常就存活在我們身上，不分身體內外，幾乎到處都有。

尤其是皮膚、嘴、眼、鼻、氣管、尿道、肛門、生殖器官等接觸外界環境的部位，隨時都有細菌附著；胎兒雖在母親體內處於無菌狀態，一出生就必須接觸細菌，體內細菌也會增加。而幽門螺旋桿菌就是一種常駐菌。

美國布朗大學的蘇珊．休斯教授團隊分析，以不同部位來統計人體上發現的常駐菌，舌頭有七千九百四十七種、喉嚨有四千一百五十四種、耳背有兩千三百五十九種、大腸有三萬三千六百二十七種、陰道口有兩千零六十二種。

口到肛門之間的消化道也住著大量細菌，包括幫助消化與免疫的大腸菌、乳酸菌、酪酸菌，還有讓人放臭屁的產氣莢膜梭菌；從喉嚨到肺之間的氣管，住著肺炎球菌、肺炎桿菌；皮膚上住著讓人長青春痘的痤瘡桿菌，讓人掉頭皮屑的皮屑芽孢菌，以及長香港腳的皮膚癬菌；女性生殖器官的主要常駐菌則是念珠菌，以及比菲德氏菌（乳酸菌）。

據說人的口中有一百億個細菌，皮膚上有超過一兆個細菌，這總數是人體結構細胞總數的十倍以上，也就是幾百兆個。當中常駐菌的重量大概是一千三百公克，跟人腦幾乎一樣重。

根據近年來基因解碼，腸內微生物群的基因總計三百三十萬個，是人類基因的一百倍。這些小小居民，以各種方式來協助我們的生活。

肚臍的居民

美國北卡羅萊納大學的生物學家羅伯特．丹博士團隊，在二〇一一年啟動了「肚臍生物多樣性計畫」，也就是要找出住在肚臍裡的所有常駐菌。人們很少清洗肚臍，也很難保持肚臍清潔，日本人從小應該常聽長輩說，不能把肚臍垢摳得太乾淨。

肚臍垢是由皮膚細胞、乳毛、灰塵、細菌、皮膚油脂、汗水等成分凝固而成，對細菌來說是絕佳的棲息場所。研究團隊找了六十名志願者，培養他們的肚臍垢，結果總共發現兩千三百六十八種細菌，其中一千四百五十八種可能是新品種。

針對那些從來沒洗過肚臍的人，肚臍垢中發現了兩種「極限環境微生物」，也就是棲息在極地冰原或深海熱水噴口的細菌；也發現了一些原本只在日本土壤中生存的細菌，但這些「宿主」並沒有到過日本。

共生共榮的常駐菌

常駐菌在人體內既互相排擠又互相依靠，在一定的平衡下共生共榮，其他動物也跟常駐菌建立起密切的關係。尤其腸道中住著一百兆個細菌，形成一個繁榮的植物生態系，可稱為「腸內花園」。腸內細菌數量之多，據說糞便大約有一半都是活菌或細菌的屍體。

沒有大腸菌，我們就活不了。大腸菌可以幫我們分解多醣與澱粉，還可以分泌維生素與激素來囤積脂肪。免疫系統也少不了大腸菌，它可以協助人體阻止害菌寄生。

最經典的例子，就是優酪乳廣告中常看到的「比菲德氏菌」。這種菌會幫助消化，把新來的細菌當成入侵者，進行排除，抵禦害菌。在老鼠實驗中，特定的比菲德氏菌在分解糖分時會製造醋酸，醋酸可以保護大腸黏膜。

全球都在研究，如何將健康人的腸內細菌移植給罹患腸道疾病的人（稱為「糞便微生物移植法」），或是使用腸內細菌製造的藥劑。這些方法對潰瘍性大腸炎、過敏性腸症候群等惡性腸炎，有一定的療效。

不過，人類與常駐菌可不保證能一直和平共處。這些常駐菌住在一定的地方，只要人體健康，幾乎不會危害人體；但是在腸道中不會做壞事的大腸桿菌，到了膀胱卻會引發膀胱炎。所以這些腸內細菌都有巧妙的機制，只要生存在腸道內，就不會被人體當成異物。

此外，當陌生的「野生菌」進入人體，或當人體免疫失調缺乏防禦力的時候，有些原本無害的細菌會突然製造麻煩，這些稱為中間菌。

免疫力較低的老年人一旦罹患流感，氣管裡的細菌會引發肺炎；如果病患長期使用抗癌劑或抗生素，常駐菌也會大量繁殖。愛滋病所引發特有的肺囊蟲（Pneumocystis jirovecii）肺炎，也起因於常駐菌，但平常並不會造成危害。

日本每五人就有一人罹患過敏性皮膚炎，原因眾說紛紜，其中之一可能是皮膚常駐菌（某種馬拉癬菌（Malassezia）所製造的蛋白質。也有實驗證實，要是抗生素殺死了有益的常駐菌，人會突然發胖。有學者認為，過去半世紀美國人的肥胖人口成長足足三倍，除了過量攝取糖分與脂肪之外，也跟大量使用抗生素有關。

近年來還發現有趣的事實。美國奧克拉荷馬大學的賽希爾．路易斯教授團隊研究智利沙漠出土的乾屍的腸內細菌，結果發現八百到一千四百年前的常駐菌，近似於現今非洲農村居民身上的菌，卻和現代的城市人的大不相同。這代表以前人們身上的常駐菌大多相同，而現代生活的藥物與飲食會改變細菌的結構。

幽門螺旋桿菌的巧妙生存法

幽門螺旋桿菌的長度大約是一公厘的兩百五十分之一，胃中酸性較弱時，它就住在胃黏膜細胞表層，以胺基酸與縮胺酸為營養來繁殖；胃中酸性變強，它會製造酵素（尿素酶），將胃黏液中的尿素分解為氨與二氧化碳，氨會中和胃酸，創造出「安全」的環境。

聽說以前幾乎所有人身上都有這種菌，目前全球還是有一半人口感染此菌。日本現今有五千萬到六千萬人感染此菌，已達一半人口；五十歲以上的人有七成感染，年輕人也有兩到三成。

這麼多人感染了幽門螺旋桿菌，罹患胃潰瘍等胃病的人卻不多，據說每二十五人到五十人才有一人發病；反之，胃癌病患中有九八％都驗出此菌。日本國立癌症研究中心的研究指出，感染幽門螺旋桿菌的患者，罹患胃癌的機率是未感染者的五倍。

幽門螺旋桿菌是經口感染，也就是細菌混在糞便中，吃下遭糞便汙染的食物而感染。所以母親咀嚼食物後餵嬰兒吃，就是一種主要的傳染途徑。近期研究顯示，零到十歲的兒童胃酸酸性較弱，免疫力又不完整，很容易感染，但是成年後幾乎就不會感染。

傳染率與沖水廁所普及率和衛生狀態有關，開發中國家有九成以上的人會感染此菌，但是先進國家只有一到兩成。日本的中高年齡層感染率很高，應該是因為小時候的衛生狀態不佳；年輕人的感染率低，則代表衛生環境有所改善。

二十世紀前葉，歐美國家幾乎所有人都感染了幽門螺旋桿菌；不過根據最近的調查顯示，美國、瑞典、德國等先進國家的兒童，只有六成感染此菌。這可能是兒童經常感染中耳炎或呼吸道疾病，在醫生頻繁使用抗生素下，幽門螺旋桿菌被殺死的緣故。

細菌的南北問題

奇妙的是，歐美與非洲國家有很多人感染幽門螺旋桿菌，胃癌病患卻不多。而且同樣在東亞，愈往南走，胃癌的發病機率就愈低。根據WHO在二〇〇八年的統計，全球胃癌發生率每十萬人有十四．一人，東亞卻高達三十人，遠高於歐洲的十．三人與北美的四．二人。

觀察發病率最高的五國當中，第一是韓國四一．四人，第二是蒙古三十四人，第三是日本三一．一人，第四是中國二十九人，第五是瓜地馬拉二十八．六人，可見胃癌集中在東亞。

大分大學醫學院的藤岡利生教授團隊，證明歐美與亞洲國家之間的幽門螺旋桿菌基因型態不同，而且連亞洲各國的不同民族之間，幽門螺旋桿菌的基因型也不盡相同。這些差異，很可能影響胃癌等疾病的發生率。

東亞人胃裡的幽門螺旋桿菌，九成以上的基因會引發胃黏膜發炎，或者讓胃萎縮引發胃癌；另一方面，歐美人的幽門螺旋桿菌只有三至四成具有這種基因。

幽門螺旋桿菌會攻擊胃壁細胞，傷害累積夠多時容易引發胃癌；如果再加上其他危險因子，胃癌風險就大增。「帶菌又抽菸者」的胃癌風險是「不帶菌也不抽菸者」的十一倍，也是「帶菌而不抽菸者」的一．六倍；同理，「帶菌的高血糖者」的胃癌風險是「不帶菌的血糖正常者」的四倍，「帶菌的正常血糖值者」的二．二倍。

幽門螺旋桿菌訴說人類遷徙軌跡

幽門螺旋桿菌在不同民族身上有不同的突變過程，這可用以推測人類移動的軌跡。

生物會複製自己的基因傳承給子孫，途中可能會因為複製失誤而發生突變，這就是進化的過程。基因就是「進化的化石」，如果每過一段時間就有一定比例發生突變，那麼計算突變數量，即可推測擁有共同祖先的生物在何時發生分歧，這種計算法稱為「分子時鐘」。

不同生物的基因變化速度也不同，假設某種基因每十萬年會發生一次突變，而兩種基因之間有五十處不同，代表五千萬前發生了分歧。利用這套分子時鐘，可以推測在四百八十七萬年前（誤差二十三萬年），共同祖先分歧為人類與黑猩猩兩種生物。

細菌繁殖速度很快，基因突變速度也比人類快很多，因此更容易追溯進化軌跡。英國劍橋大學與德國馬克斯普朗克研究院的科學家團隊，採集不同人種與民族的幽門螺旋桿菌，比較基因並使用分子時鐘系統來模擬進化過程。

研究發現，非洲人體內的幽門螺旋桿菌基因離東非愈遠，基因多樣性就愈低，也就是分歧的年代距今愈近。於是團隊發表假設，幽門螺旋桿菌的祖先躲在人類的胃裡，離開非洲前往亞洲、歐洲、東亞，甚至前往南美與北美。

幽門螺旋桿菌在這趟旅程中發生許多基因突變，目前可以分為七個系統：

（1）歐洲型（歐洲、中東、印度等地）
（2）東北非型
（3）非洲一型（西非等地）
（4）非洲二型（非洲南部）
（5）亞洲型（北印度、孟加拉、泰國、部分馬來西亞等地）
（6）莎湖（Sahul）型（澳洲原住民，巴布亞紐幾內亞）
（7）東亞型（日本、中國、韓國、臺灣原住民、南太平洋、美國原住民等）

北美洲存在許多系統，反映世界各地的移民與奴隸都聚集於此。

大分大學醫學院的山岡吉生教授在分析各民族的幽門螺旋桿菌之後，描繪出人類壯闊的遷徙路徑（圖11）。根據此圖，幽門螺旋桿菌約在五萬八千年前離開非洲，三萬年前抵達亞洲，約在五千年前傳播到東南亞與太平洋。

另一條路徑，就是走當時還沒沉入海中的白令海峽，從亞洲前往北美，再南下到南美。非洲人與日本人體內的幽門螺旋桿菌，基因排序有五成不同，但是日本人與北美原住民體內的幽門桿菌就很相似。

幽門螺旋桿菌的突變與人類遷徙，符合之前人類學研究的人類移動年代，也符合語言學研究的各種語言分歧年代。

歐洲與非洲型的幽門螺旋桿菌，病原性比東亞型來得弱。一般來說，病原體會隨著寄生的宿主進化，並慢慢降低病原性與宿主

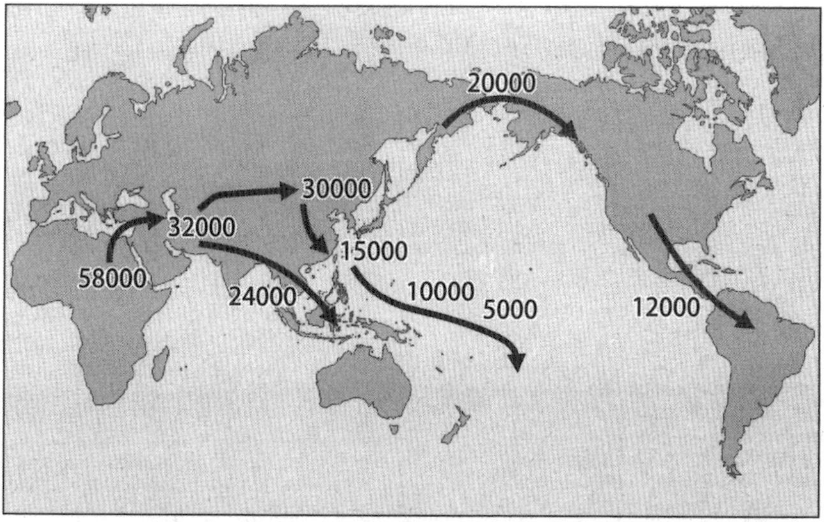

圖11 幽門螺旋桿菌隨著在非洲誕生的人類擴散全世界的推測路徑，圖中數字代表距今之前的分歧年代。（依據《Newton》2012年5月號刊登之山岡吉生教授圖表重製）

共存。

然而幽門螺旋桿菌卻隨著人類移動，病原性愈來愈強。正常情況下，東亞型的分歧年份比非洲或歐洲更新，病原性應該要降低，但沒有人知道為何會增強。

是傳染病還是過敏？

筆者已經超過七十歲，是幽門螺旋桿菌感染率較高的年齡層，但在健康檢查中並沒有發現染菌。不過筆者卻經常胃酸逆流，飽受食道炎與十二指腸潰瘍所苦。聽說只要「養著」幽門螺旋桿菌，它們會中和過多的胃酸，防止胃食道逆流，看來有沒有幽門螺旋桿菌都是煩惱。

紐約大學的馬丁・布拉斯特教授團隊認為，幽門螺旋桿菌之所以在人體內寄生這麼久，一定有其存在的意義。幽門螺旋桿菌原本是全人類的常駐菌，如今先進國家的感染率降低，可能是因為人類在乾淨的環境中長大，而且從小就服用抗生素。

有一說是如果小時候在衛生不佳的環境中成長，容易感染細菌與寄生蟲，長大後就比較不易過敏。後來奧地利薩爾茲堡大學的約瑟夫・李德勒教授證明了這個論點，他花了十多年調查農村與非農村兒童的過敏發病率。

調查發現，農村兒童的花粉症發病率是非農村兒童的三分之一，氣喘則是四分之一。教授隨後比較了雙方的生活環境與飲食，並無太大差異，卻不經意發現，常接觸家畜的非農村兒童比較不易過敏。所以結論是，只要增加接觸細菌的機會（例如前往畜舍），就不容易過敏。

美國的研究也顯示，兒童如果多接觸寵物，會比沒養寵物的兒童更不容易過敏；儘管也有醫師認為寵物會引發過敏。

其他疾病學調查也顯示，兒童如果曾感染某些病原體就比較不易過敏，這稱作「衛生假設」，英文則是「新屋症候群」（clean house syndrome）、「沒朋友假設」（防治過敏就會沒朋友），在一九九〇年代末廣受討論。有人持否定或懷疑立場，但近年來愈來愈多人支持。

人體有種免疫細胞叫做幫手T細胞，又分為Th1和Th2，Th1負責細胞免疫，Th2負責液態免疫，液態免疫能讓抗體融入血清中達到免疫的效果。

胎兒剛出生時以Th2優先，感染細菌後會分化出Th1，兩者會互相取得平衡；只要兩者保持平衡，人就不易過敏。假如人在成長過程中很少感染病菌，Th2就會保持優勢，也比較容易過敏。

布拉斯特教授研究兒童氣喘與幽門螺旋桿菌的關係，發現感染幽門螺旋桿菌的人比較不易過敏，並證明幽門螺旋桿菌能抑制其他過敏。這個現象僅限於兒童期，成年後就不會發生。布拉斯特教授表示，幽門螺旋桿菌在兒童期可抑制過敏，是利多於弊。

過敏人數激增

很多人相信「細菌全是壞蛋」，尤其日本人全身上下都是抗菌商品，手邊任何東西都能殺菌，還經常洗手，應該可說是全世界最「衛生」的國家。

幽門螺旋桿菌原本與人類共存，或許會帶來胃癌風險，但是在過去人類平均壽命不到五十歲的時代，胃癌根本不是眼前關心的問題。但在人類壽命延長、創造出極度衛生的環境之後，也從此改變了人與細菌共生的關係。

二十世紀前葉，日本人前三大死因是「肺炎」、「腸胃炎」、「結核」這三種傳染病；到了二十世紀末葉，營養與衛生環境獲得改善，藥物與醫療制度發達，傳染病隨之驟減，死因前三名由「癌症」與「生活習慣病」後來居上。這也意味著，我們擊退了傳染病，過敏卻因此暴增。

根據厚生勞動省「過敏疾病對策報告書」（二〇一一年），民眾罹患花粉症等過敏性鼻炎的比例在四七％以上，過敏性皮膚炎也達到約十％，每兩個日本人就有一個過敏，簡直是國民病。而且全球的過敏比例都在增加，WHO在「過敏白皮書」中指出，目前全人類有三〇％都罹患某種過敏。

諷刺的是，當我們不再罹患傳染病，反而又煩惱起過敏，兩者就像是蹺蹺板的關係。

得過胃癌的名人

只要看拿破崙的肖像畫，就知道他常常把右手放在上衣懷中，這個動作的原因眾說紛紜。包括「他有慢性胃潰瘍，所以胃痛要按肚子」、「他的腹部有皮膚病」、「他要遮住畸形的手」、「他在給懷錶上發條」，甚至是「這只是當時肖像畫的經典動作」。

而拿破崙的死因也是眾說紛紜，尤其「砒霜毒殺說」更是流傳已久，還有好多不同死亡手法與藥物版本。事實上，當時人們會用砷來保存遺體的毛髮，所以毒殺的證據不夠有力。法國政府則一直堅持胃癌的說法，很多人也作證拿破崙長期為胃癌所苦，而且死後解剖也發現其胃中有破洞與癌腫瘤。

德州大學醫學院的羅伯特・傑涅塔教授團隊是專攻癌症的醫師團隊，他們近年研究也認為拿破崙是死於多發性的進行性胃癌。拿破崙死前兩個月，體重掉了十到十五公斤，臉色極差，經常腹痛並吐血。若說這是感染了幽門螺旋桿菌，引發胃潰瘍並惡化為胃癌，也很合理。

武田信玄的死因至今也是眾說紛紜。除了「暗殺」與「戰傷」之外，也有人主張「胃癌」。有人認為武田信玄在三方原大戰時打敗德川家康，天下就在眼前，卻已是胃癌末期。

德川家康在大阪夏之陣消滅豐臣家，一統天下，但隔年就過世。有人說他的死因是「天婦羅中毒」，證據是他在一六一六年一月二十一日帶老鷹去打獵，獵完吃了「鯛魚天婦羅」後即感到強烈的腹痛與噁心。但是德川家康死於四月十七日，距離他吃天婦羅的日子已經過了三個月，可見食物中毒的說法難以成立，因此有人認為是胃癌惡化。

第二代將軍秀忠在死前也有長期腹痛、沒胃口、吐血等症狀，持續一年以上，可能就是胃癌。

夏目漱石三十四歲在倫敦留學期間，便深受腸胃不適所苦。四十歲在雜誌上結束連載的小說《我是貓》，故事的主角苦沙彌老師也是腸胃不好，臉色蒼白，但喜歡暴飲暴食後吃胃藥（Taka-Diastase）。

夏目漱石四十三歲時得到胃潰瘍，長期因胃病進出醫院，胃潰瘍的原因可能就是幽門螺旋桿菌。當時日本治療胃潰瘍的方法只有一個，就是用熱蒟蒻敷肚子。病中的夏目漱石還是持續寫作，直到寫作《明暗》期間大量出血而死，享年四十九歲，作品未完。他的胃與大腦，都捐贈給東京大學醫學院。

第五章
寄生蟲會操縱人類？——貓與弓漿蟲

如果你感染了貓的寄生蟲——

- 可能會容易出車禍
- 可能會突然受異性歡迎
- 可能會衝動犯罪
- 可能會想自殺

這些狀況，都是貓寄生蟲「弓漿蟲」寄生人腦之後可能發生的狀況。研究顯示，人一旦感染這種原蟲，就會被蟲占據大腦，控制心靈。自詡為萬物之王的人類，卻被千分之幾公釐的微小原蟲操縱個性，真是驚悚。但是真正會受影響的人並不多，還請放心。

弓漿蟲原本以貓為宿主，但也能傳染給人類，是「人畜共通傳染病」。第一個發現弓漿蟲奇妙能力的人，是捷克查爾斯大學的進化生物學家亞洛斯拉夫．弗雷格教授（Jaroslav Flegr）。

一九九〇年，弗雷格教授發現自己感染了弓漿蟲，並察覺自己在感染後的行動發生變化。他會做出意料之外的行為，反應也變得遲緩，就算車子開到身旁按喇叭，也不會閃開。他認為，這些怪異行徑可能是感染弓漿蟲所導致。

弗雷格教授發表了大膽的假設，認為感染原蟲可能會改變人類的行為。然而當時學界對該假設的反應不佳，同僚也大肆取笑他，嘲諷這論點跟「我看到幽浮」的說法差不多可笑。弗雷格教授說自己就算把論文投去期刊，期刊也不收，甚至沒有人把他當成正經的科學家看待。

不過目前已有許多學者相信這個假設，也發表了許多相關論文。行為生物學頂尖研究者，史丹佛大學的羅伯特．薩波斯基（Robert Sapolsky）教授也支持這項說法。

弓漿蟲是寄生於動物體內的單細胞微生物，屬於原蟲。一九〇八年，法國巴斯德研究所的科學家在倉鼠體內發現了弓漿蟲；一九三八年，紐約市醫院一名新生兒在出生後不久死亡，解剖後發現了弓漿蟲；直到一九五〇年代，才發現這種微生物會透過生肉傳染給人類。

美國馬里蘭州動物寄生蟲研究所的班傑明．羅森塔博士（Benjamin Rosenthal）團隊，分析了全球四十六個系統的弓漿蟲基因，畫出進化樹狀圖。根據此圖，弓漿蟲的共同祖先可以追溯到一千萬年前，如今分為「南美型」、「北美型」等四個系統，又在一百萬年前分裂為十一個系統，最後成為現在的四十六個系統。

寄生蟲占據大腦

首先我簡單介紹這個假說。

弓漿蟲的同類包括經由蚊子傳播的瘧疾原蟲，導致女性陰部發炎的滴蟲（Trichomonas），汙染自來水造成食物中毒的隱孢子蟲等等。弓漿蟲除了會傳染貓科動物，還會傳染給人、豬、羊、山羊、老鼠、雞，共超過兩百種以上的動物。

健康的老鼠對貓尿的臭味很敏感，會避開貓的活動範圍。老鼠懂得如何躲避天敵，不被貓吃掉。

但是老鼠吃了貓的糞便後感染弓漿蟲，行為也隨之發生變化，會受貓尿味吸引而四處徘徊，導致更容易遭貓捕食。帶蟲的老鼠一被貓吃掉，原蟲就能在貓體內繁殖，所以原蟲為了繁殖，控制了老鼠的行動。

長久以來，人類不明白老鼠為何會改變行為。二〇〇九年，瑞典的研究團隊總算解開這個謎團。團隊分析弓漿蟲的基因，發現裡面有基因會影響多巴胺的合成。

當原蟲寄生在宿主體內，會劫持白血球，輕易進入大腦，促進多巴胺分泌。多巴胺是一種神經傳導物質，會降低老鼠或人類的恐懼與擔憂。遭弓漿蟲寄生的老鼠，腦中會分泌更多的多巴胺，讓老鼠不怕貓。實驗也已證實，只要對老鼠施用促進多巴胺分泌的藥物，老鼠也會同樣在貓尿旁四處徘徊。

小心孕婦感染

弓漿蟲傳染給人類的途徑，通常是肉類或貓糞便含有囊胞（cyst，包覆皮膜的休眠原蟲），再經口傳染（圖12）。如果貓習慣抓老鼠或吃生肉，就有機會傳染給人類；但是單純養在室內、整天吃貓食、使用貓砂的家貓，幾乎不會感染。

健康的成年人就算感染弓漿蟲也毫無異狀，頂多是類似輕微感冒的症狀。如果孕婦感染弓漿蟲，有很低的機率會流產或胎兒畸形。不過造成胎兒畸形的原因難以判定，學者認為實際上病例可能更多。而懷孕時的血液檢查，就能得知是否感染弓漿蟲。

美國疾病預防管理中心（CDC）

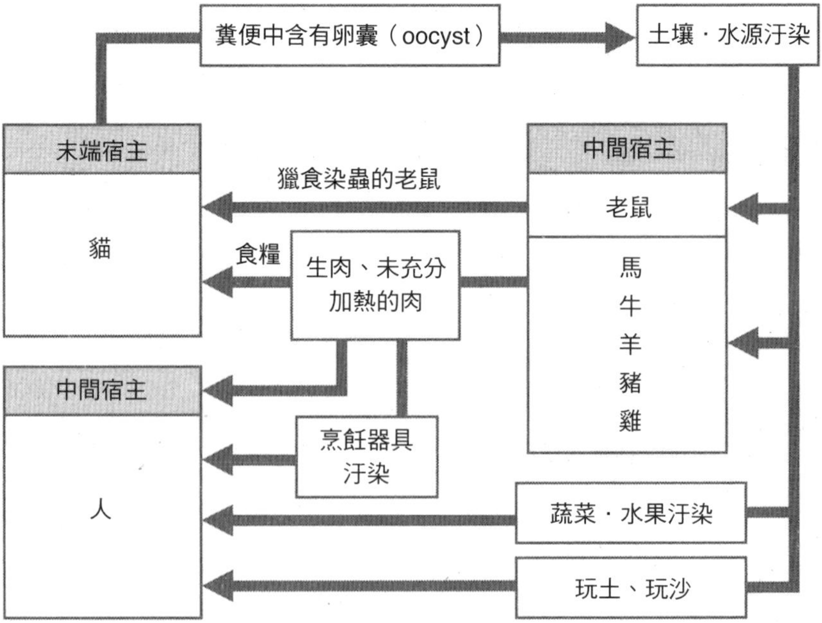

圖12　弓漿蟲的主要傳染路徑。弓漿蟲會在貓的腸道內繁殖，形成卵一般的「囊胞」，隨糞便一同排出。若是汙染土壤或水源，傳染給其他動物，就會在動物體內繁殖。

呼籲，孕婦應避免接觸院子裡的土壤、沙池中的沙，以及貓的糞尿，也應避免食用生牛排或生火腿等未經充分加熱的肉類。

英美衛生當局調查顯示，公園沙池每三十公分見方的面積，就有超過一百萬個囊胞，這並不罕見；並建議晚上應該覆蓋沙池，不讓家貓靠近。

肉類只要冷凍到攝氏二十度以下，或加熱到攝氏六十六度以上，弓漿蟲就不具傳染力。急性的弓漿蟲感染可用藥物治療，但慢性感染還沒有適當療法。

多巴胺會改變個性

多巴胺是腦內的一種神經傳導物質，功能非常重要。它又被稱為「腦內啡」，當人類感覺興奮或感動就會分泌。實驗證明當我們看運動比賽激動不已，或聽喜歡的音樂時，大腦就會分泌多巴胺。

多巴胺是「心靈成長書籍」的當紅主題，實驗也證明多巴胺的功能除了讓人興奮，還可以讓人產生採取行為的動機。人會下意識地想採取某些行動，但是又會用理性判斷何種情況該採取何種行動，這時大腦就會分泌多巴胺。

大腦一旦分泌多巴胺，人就會出現食欲和性慾，過起積極的生活。平常多巴胺分泌量就比較多的人，做什麼都容易膩，經常追求新的刺激，喜歡冒險、探險、搬家、轉行，頻繁換伴侶或換車，是熱愛追求刺激的人。

查爾斯大學的團隊找來捷克、英國、美國共三百九十四名男女，研究人類感染弓漿蟲後的性格變化，發現女性感染後變得更愛交際與照顧他人，還會更注意儀容。這麼一來自然就比之前更受歡迎，與男性的關係也更活躍；另一方面，男性感染弓漿蟲會分泌更多睪固酮（男性荷爾蒙），已知睪固酮分泌量高的男性，更容易吸引女性。

多巴胺會影響我們的情緒，尤其是愛情。我們談戀愛時，大腦會分泌多巴胺產生快感，透過自律神經將快感傳至全身。於是出現心跳加速、臉頰潮紅、眼眶溼潤等戀愛特有的表現。

對於男性來說，多巴胺過剩則會導致武斷、反社會的個性，強化猜忌與嫉妒，就算犯罪、犯規、做出危險行為，也不容易受到良心苛責。

愈來愈多車禍與自殺

調查顯示，當人類感染弓漿蟲，反射神經會變得遲緩，也不畏懼風險，發生車禍的機率多出二・六倍。弗雷格教授推測：「全球車禍死者中，應該有很多人是受弓漿蟲所害。」這麼看來，弓漿蟲甚至可以操弄人命。

有種疾病叫做「戲劇性人格障礙」（histrionic personality disorder），病患在日常生活中的行為都像演戲般誇張，似乎也與多巴胺有關。這種精神病患如果不受到關注就會產生壓力，然而自殘或挑釁他人，而這種病患九成是男性；也有論文指出，「精神分裂症」與多巴胺異常分泌有關。

最新的主題是弓漿蟲與自殺的關聯。密西根大學的利那・布蘭登教授團隊在二〇一二年的

「心理臨床醫學期刊」，發表了震撼的病理調查結果：「弓漿蟲感染者的自殺率，是未感染者的七倍。」

丹麥針對四萬五千七百八十八位女性進行調查，發現感染弓漿蟲的女性中，自殺比例較未感染者高出一．五倍。體內弓漿蟲抗體的濃度愈高，自殺風險就愈高。這個狀況的原因尚無定論，也有些研究認為弓漿蟲與自殺無關。

反過來說，如果大腦的多巴胺分泌量太少，人就沒有採取行為的動機，欲望消退，運動力也會降低。這可能讓人陷入憂鬱，足不出戶。分泌量較少的人喜歡穩定而非冒險，不喜歡突然改變行為。如果多巴胺濃度非常低，就可能會引發帕金森氏症（特色是手腳發抖、面無表情）或癲癇。

寄生蟲支配人腦

「微生物真的能支配人腦嗎？」為了仍心存懷疑的人，我再介紹其他例子，大家最熟悉的例子應該是狂犬病。如果被狂犬病發作的狗咬傷，病毒會透過神經系統來到大腦組織，引發各種症狀，例如害怕水與風，分泌更多唾液、汗水與淚水，會亢奮、麻痺、精神錯亂、出現幻覺，還會發出狗一般的嚎叫……

狂犬病在日本已經絕跡了半世紀以上，但開發中國家還在流行，全世界每年更有五萬人以上死於狂犬病。所以要前往開發中地區的人務必要接種疫苗。

人類已經發現許多會控制宿主行動的寄生蟲，例如弓漿蟲。比方槍狀肝吸蟲（Dicrocoelium）只要寄生在螞蟻體內，平常習慣躲在葉片底下的螞蟻會改變行為，跑到顯眼的葉片邊緣。這麼一來，牛羊就會把螞蟻連葉片一起吃掉，寄生蟲也能寄生下一個宿主。

槍狀肝吸蟲寄生在蝸牛身上時，會聚集在蝸牛的觸角上，變成斑紋上下移動，看起來就像毛毛蟲（YouTube有這部影片）。當鳥兒被這模樣欺騙吃下染蟲蝸牛，寄生蟲就能改變宿主，在鳥體內產卵，蟲卵隨鳥糞排泄出來後，又可以再次感染蝸牛。

另一種寄生蟲叫做Galactosomum，牠會寄生在魚類體內，魚被感染後會在海面打轉，容易被鳥獵食；鳥一吃到這種魚，寄生蟲就會進入鳥的體內。

灶馬蟋蟀是蚱蜢的同伴，在日本有個不太好聽的俗稱「廁所蟋蟀」。牠是陸生昆蟲，但偶爾會做出猛往河裡跳的怪異行為，這些跳河自殺的灶馬蟋蟀就是被鐵線蟲（Gordioidea）給寄生了。顧名思義，鐵線蟲長得像又細又長的鐵絲，會寄生在昆蟲身上。如果在水中產卵，就會寄生在水生昆蟲身上。

當鐵線蟲長為成蟲，爬到陸地上，會被灶馬蟋蟀吃掉，鐵線蟲因此寄生在灶馬蟋蟀體內成長；但是鐵線蟲只能在水中產卵，所以牠會操縱宿主往河裡跳，然後再次寄生在水生昆蟲體內。

貓讓人類進化得更像人

貓與人類的關係匪淺，根據近年來的基因分析，大概在一萬到一萬兩千年前，中東的農業發祥地「美索不達米亞平原」就已經將利比亞山貓當家畜飼養，也就是家貓的祖先。應該是老鼠進入村莊偷糧食，野貓追老鼠，才會親近人類；也有人說農村深受鼠害所苦，才開始養貓抓鼠。

大約九千五百年前的賽普勒斯島遺跡，發現了史上第一個人類養貓的痕跡，被埋葬的死者身邊有貓的骨骸。約三千六百年前的古埃及雕像與壁畫上也經常出現貓，埃及人把貓看成女神芭斯特來崇拜，同時也是受人歡迎的寵物。

古埃及人應該是人類史上最愛貓的民族。當時法律規定傷害貓就要受罰；如果發生火災，人民會選擇先救貓；當家裡養的貓死了，飼主會剃掉眉毛表示哀悼，並將貓做成木乃伊厚葬。考古學家曾在一座遺跡裡，發現超過三十萬具的貓木乃伊。

有學者表示輝煌的古埃及文明，原動力來自於貓把弓漿蟲傳染給人類，才會如此活躍。例如加州大學聖芭芭拉分校的凱文．拉法第教授主張，人類感染弓漿蟲對人格與個性的影響原超過先前的估計，會刺激好奇心與探索欲，讓人進化得更像人。

對抗鼠疫，貓立奇功

貓常常跟著人類搭船，還能防止船上的老鼠偷吃糧，所以很快就分布全世界。日本也有傳說，船上只要有花貓就不會沉。一九五六年第一次的日本南極探測隊，帶了一隻叫「小武」的公花貓；一起帶去的太郎、次郎兩隻狗兒被留在昭和基地，小武倒是平安回來了。

長崎縣壹岐島發現了彌生時代的唐神（カラカミ）遺跡，裡面發掘出貓骨，代表日本人可能從西元前一世紀開始養貓。據傳奈良時代從中國傳入重要典籍，就順便引進貓避免老鼠咬爛書籍。不過奈良時代的《古事記》、《日本書紀》、《萬葉集》都沒有貓的相關記載。

到了平安時代，《源氏物語》和《更級日記》都提到飼養貓當寵物；再到鎌倉時代，則出現了妖貓的故事，這也是從中國傳來的。

到了江戶時代，連老百姓都開始養貓。德川綱吉的「憐憫生命令」也讓貓感受到所謂的太平盛世。後來貓就常常出現在畫作、圖畫書中，「妖貓」更是說書講古的當紅橋段。

一八九九年（明治三十二年），神戶爆發自國外傳來的鼠疫，當時日本政府的對策除了收購老鼠之外，還鼓勵每戶人家都養一隻貓，據說日本從此增加了外國貓的數量。而且貓確實立下大功，一九二六年以後，日本再也沒發生鼠疫（第三章）。

目前貓還是很受歡迎，根據寵物飼料協會二〇一一年度的「全國貓狗飼養狀況調查」，日本人養貓的數量約為九百六十萬隻，有些人家還會養多隻貓，所以大概每十戶人家就有一戶養貓。養貓的普及率不及養狗的一八%，但已逐漸與狗二分天下。

另一方面對弓漿蟲來說，只要貓受人喜愛，寄生貓就有機會操縱人，應該是在微生物世界最成功的典範。

有魔力的動物

人們一直認為貓是有魔力的動物，或許就是因為弓漿蟲的效果。貓是夜行性生物，走起路來無聲無息，雙眼在黑暗中發出詭異光芒，抓到獵物會先玩弄到死，這些習性都讓人不舒服。如果加上「養了貓，脾氣就會變」的謠言，當然會產生魔力。

中世紀歐洲對貓的迷信很嚴重，將貓當成惡魔使徒，獵巫期間也抓了不少貓，從教堂高塔上丟下摔死。

《為何貓會上死刑臺》（東ゆみこ著，光文社新書）一書中提到，虐殺貓是一種表演。十六世紀的巴黎，每到「聖約翰節」就會將貓綁在火堆上烤，讓許多人來欣賞，甚至包括國王。有人認為歐洲就是殺了太多貓，造成老鼠橫生，才會引發鼠疫大流行。

日本各地都有許多與貓有關的民間故事，或是妖貓怪談。江戶時代的民眾有個迷信，只要養黑貓就能治好結核。相傳新選組的沖田總司（第十三章）因結核臥榻時，身邊的人找了很多貓來陪他，或者想砍黑貓卻老是砍不到。有人說這是後世作家杜撰，但也有人對此深信不疑。

全世界的貓派

最後讓我舉出歷史上有名的幾位貓派人士。上網一查，貓派的人可真不少，貓派電影明星多不勝數，就容我割愛，看來不養貓的人就紅不起來呢。至於我提到的人，他們的成就、行為跟弓漿蟲的影響有沒有關係，就請各位讀者自行判斷了。

【天皇家】

一條天皇（九八〇～一〇一一）是瘋狂貓派，甚至封貓正五位官來寵愛。當時只有正五位以上的貴族才進得了大內正殿，可見貓受到的貴族待遇。當時的日記寫道，天皇家的貓生了小貓還要安排奶媽照顧。

【政治家】

伊斯蘭教創辦人穆罕默德據說也是個大貓派，養過一隻叫做美扎（Muezza）的貓。某天穆罕默德要穿大衣出門，發現貓在大衣袖子上睡得很舒服，他不忍心吵醒貓，就將大衣袖子剪斷，穿著一邊沒袖子的大衣出門。

法國史上惡名昭彰的路易十三世首相黎胥留（Richelieu，一五八五～一六四二）就養過十四隻貓，他最喜歡的兩隻貓連旅行都會在帶身邊，並以惡魔取名。

亞伯拉罕．林肯是美國史上第一個在白宮裡養貓的總統。南北戰爭期間，他去軍中慰勞北軍領袖格蘭特將軍，途中發現三隻小貓，就命令下屬照顧小貓，每天還要回報狀況。

英國首相溫斯頓．邱吉爾在八十八歲生日時收到一隻虎斑貓，就以祕書官的名字將貓取名為「喬克」（Jock），他很愛喬克，不時會帶喬克出席公眾場合。一九六五年，邱吉爾九十歲，死前留下遺言說「希望讓喬克住在我家裡」，之後喬克受到英國國民愛戴，又活了十年。

【作家】

日本最有名的貓，應該就是夏目漱石長篇小說《我是貓》的主角了。這隻貓被養在國中英文老師珍野苦沙彌家裡，故事原型則是漱石三十七歲時，跑進他家裡住下的黑色流浪貓。

一九〇八年，夏目漱石的貓死了，他對親友發出訃聞，做了個墳，甚至還建造九層塔來供養貓。甚至傳說漱石胃潰瘍病危的時候，有黑貓現身代替他吐血身亡。

美國作家厄尼斯特．海明威也是貓派，一位船長朋友送了他兩隻貓。一隻白貓叫做雪球，有六隻腳趾，他相信雪球是幸運貓。位於佛羅里達州西嶼（Key West）的海明威博物館，如今還養著幾十隻雪球的後代，成了貓屋。海明威曾經離婚三次，是弓漿蟲的影響嗎？

【科學家】

艾薩克．牛頓喜歡養寵物，養了很多貓貓狗狗。他養過幾隻貓，但是貓每次進出家門就得幫忙開門關門，吵得他睡不著。朋友聽了建議他說「在門上開個寵物門就好」，他立刻照辦。

某天貓生了小貓，牛頓開心地吩咐：「再做個小貓專用門吧。」傭人聽了為難地說：「大貓過得去，小貓也過得去啊……」牛頓才恍然大悟。

【藝術家】

江戶時代的浮世繪畫師歌川國芳是個大貓痴，據說他會抱著貓畫圖，家裡同時養著幾隻，甚至十幾隻貓。據他的徒弟所說，他養的貓一旦過世就要葬在回向院，家裡有貓專用的神壇，裡面擺著寫有貓戒名（入佛門時取的名號）的牌位，甚至還有貓的族譜。

約翰．藍儂也是知名愛貓人士，網站說他從小時候開始，歷經披頭四時期，一直到跟妻子小野洋子在紐約的最後一段人生，所有養過的貓都編冊紀錄。根據名冊，藍儂年輕時養的第一隻貓叫做「艾維斯．普里斯萊（貓王）」，披頭四時代養過一隻「耶穌」，之後養了一對黑白貓叫做「鹽與胡椒」。

第六章

性交流與病毒的關係——性愛是癌症起因？

性愛跟香菸一樣危險

最近各界強調香菸的可怕，但性愛其實也會引發癌症。引發肝癌的「B型肝炎病毒」與引發白血病的「成人T細胞白血病病毒」，還有因為愛滋病而聲名大噪的卡波西氏腫瘤，起源於「人類皰疹病毒8型」，都是透過性行為傳染而引發癌症。

世界衛生組織（WHO）表示，全球癌症死亡人數的二〇％，起因於性交流所傳染的病毒；香菸引發的癌症死亡人口約占二二％，所以性愛跟香菸一樣危險。

日本國立癌症研究中心的研究團隊評估，癌症死因最多的是「吸菸」，男性占三四．四％，女性占六．二％；第二高的是「傳染病」，男性占二三．二％，女性占一九．四％。也就是說，只要戒菸並小心傳染病，就有近六成罹癌男性、兩成五罹癌女性，可以避免罹癌而死。

尤其最近年輕女性愈來愈容易罹患子宮頸癌，起因是「人類乳突病毒」（HPV），這也是性傳染病中感染人數最多的一種，甚至比常聽到的披衣菌性病（細菌性傳染性病）更多。連美國癌症協會都建議，「抗癌活動的重點應該從香菸轉移到ＨＰＶ」。如果模仿禁菸標語，大概可以改成「性愛會縮短您的生命」。

ＷＨＯ在二〇一〇年發表的「ＨＰＶ與癌症報告」指出，全球每年約有四十九萬三千人罹患子宮頸癌，約二十七萬三千人死亡，死亡人口有八三％在開發中地區。在女性特有的癌症中，子宮頸癌僅次於乳癌，排名第二。如果依照現在這個趨勢，二〇二五年大約會有七十五萬六千人發病，約四十三萬九千人死亡。

觀察子宮頸癌的全球分布，集中在撒哈拉沙漠以南的非洲、中南美洲、南亞等貧困國家。尤其是坦尚尼亞、尚比亞、厄瓜多、柬埔寨等國家最多，不少開發中國家的子宮頸癌死亡率，是女性癌症死亡率第一名。

好發於壯年期

日本將「子宮頸癌」與「子宮體癌」都分類為「子宮癌」，國家統計也都將兩者數據合併。

子宮頸癌發作於子宮入口附近的子宮頸，子宮體癌則發作於子宮本體。就醫學上來說，這兩種癌不只是發作部位不同，連性質也完全不同，大概就像胃癌與大腸癌的差別。

子宮體癌通常在五十到六十歲（停經後）左右發病，而子宮頸癌的發病巔峰在二十五到四十四歲（圖13）。子宮體癌的發病原因不明，只知道懷孕分娩的經驗較少，就比較容易罹癌；另一方面，子宮頸癌有九成屬於性行為相關的傳染病。原因出在初次性交年齡降低，性伴侶數量增加，真是時代的表徵啊。

根據日本國立癌症研究所資料，日本每年約有一萬七千五百人罹患子宮癌，其中大約一半（八千五百人）是子宮頸癌。每年約五千七百人因子宮癌而死亡，其中約兩千五百人（四四％）為子宮頸癌。

統計日本人一生中的罹癌機率，男性為六二％，女性為四六％，女性之中子宮頸癌罹癌機率不到一％，卻在癌症死因排行榜上高踞第三名。最近二十年，子宮頸癌病患數量大增，尤其二十到四十歲的女性占所有女性罹癌患者中人數最多。

小心口交

其實從人體外表是看不出是否感染ＨＰＶ

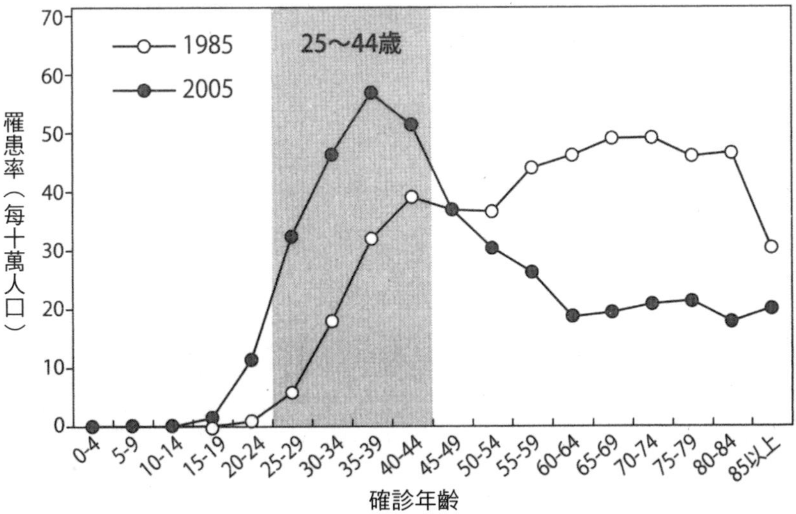

圖13　日本各年齡層子宮頸癌罹患率，子宮頸癌病患集中在壯年期（依據日本國立癌症研究中心統計資料製表）

的。在一對性伴侶中，即便女方有子宮頸癌，男方的外生殖器也看不出感染，但卻有很高機率在男方的精液中驗出與子宮頸癌同型的HPV。亦即「男↓女↓男」的互相傷害，典型的性傳染病。

大多傳染病只要染上一次就會免疫，終生不再感染，或者很難再次感染。但是HPV終生無法免疫，可以不斷重複感染。

很多人相信HPV只會引發女性特有的癌症，但是美國影星麥克·道格拉斯發表了震撼的宣言。他在二〇一〇年八月，被醫師診斷出第四期口腔癌，五年生存率約五成。經過八星期的物療與化療，終於康復並回歸演藝事業。

他接受英國衛報的專訪，答稱：「我罹癌的原因可能是跟女性口交，結果感染了HPV。」此話一出，眾人譁然。

麥克·道格拉斯是出了名的花花公子，這也讓他跟結婚二十多年的太太迪安德拉於兩千年離婚，後來他跟女星凱薩琳·麗塔瓊斯再婚。他的前妻看到這段話，就召開記者會說「不是我傳染給他」，引發第二波話題。

引發各種癌症的HPV

麥克·道格拉斯自白之後，各界開始關注HPV或許是各種癌症的風險因子。與HPV有關的癌症，從一九八四年起暴增了約五倍。

美國疾病預防管理中心（CDC）針對美國人進行調查（二〇〇四～二〇〇八），發現男性肛門癌中九〇％、口腔癌七四％、陰莖癌六七％，以及女性肛門癌九二％、子宮頸癌九一％、陰道癌七五％、外陰癌六九％，都是HPV所造成（圖14）。

CDC警告，近年來舌頭、咽頭、喉頭等口內癌，以及肛門癌，這些癌症的增加都與口交、肛交、舌吻的普及化有關。美國婦女科學會調查（二〇〇二年）指出，二十五到四十四歲的男性有九〇％，女性有八八％，都有過與異性伴侶口交的經驗；從日本的各種問卷來看，應該也有六到七成的人有經驗。

美國科學振興協會（AAAS）原本認為口腔癌的主要原因是抽菸，如今也宣布「五十歲以下民眾口交染上口腔癌的風險，比吸菸更大」。

美國醫學期刊上刊登論文，一生中與一到五個性伴侶進行口交的人，罹患口腔癌的風險是完全不曾口交的人的兩倍；如果與六個以上

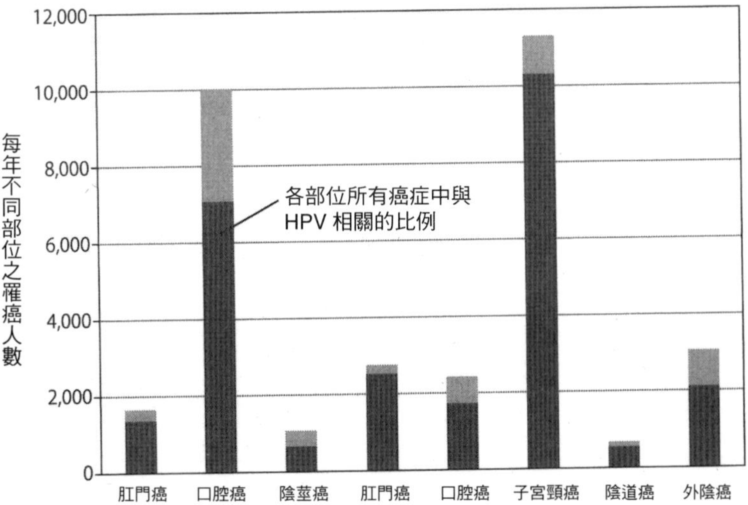

圖14　美國人各部位癌症中，與HPV有關之癌症比例（CDC調查之年平均數字，依據CDC公布圖表製成）

性伴侶進行口交，風險達到三．五倍。

目前HPV疫苗幾乎都是設計給十多歲女孩施打，CDC建議同年齡男孩應該也要施打。因為HPV與其他傳染病不同，無法靠保險套有效預防。

來自兔子的癌症病毒

大約在西元前四百年，希臘的希波克拉底寫下「子宮頸癌是不治之症」，可見人類很早就認識子宮頸癌。但是在二十世紀末葉之前，沒人知道它的起因。

但人們早就懷疑，子宮頸癌發病可能與性行為有關。因為性工作者比較容易發病，修女或尼姑則不會；不過如果她們在出家前就有性經驗，也會發病；另外要是妻子罹患子宮頸癌死亡，丈夫再婚的妻子也很容易罹患子宮頸癌。

一九四〇至五〇年代，學者懷疑子宮頸癌源於生殖器官的汙垢；一九六〇年代，則懷疑是「單純皰疹病毒」（第七章）。

最尖端的病毒探索實驗，始於美國野生的棉尾兔，因為牠身上長了肉瘤。有人發現兔子頭上長了肉瘤，好像短短的鹿角，還在美國形成知名的民間傳說「長角的兔子」。

一九三五年，美國洛克斐勒大學的李察．夏普（Richard Sharpe），與病理學家法蘭西斯．勞斯（Francis Peyton Rous），搗爛了「兔角」的組織，以白胚陶器過濾出液體，抹在其他兔子身上，結果其他兔子也長出突起的肉瘤。

這就是所謂的「濾過性病原體」，也就是後來人稱的病毒。勞斯繼續做實驗，發現這種液體不僅會讓兔子長肉瘤，還會罹癌致命。勞斯又發現這種物質也會讓雞罹患癌症，學界將這種肉瘤稱為「勞斯肉瘤」。學界原本以為只有致癌物質會引發癌症，證明病毒會致癌實在是驚天動地，勞斯因為這項成就，獲得了一九六六年的諾貝爾醫學獎。

這種病毒會挑選宿主，例如歐洲產的兔子就算感染病毒也不會長出角狀肉瘤；而野生的倉鼠和老鼠等齧齒類動物，身上雖有乳突病毒（PV），卻無法傳染給實驗用的白老鼠。

人類乳突病毒的發現

一九七六年，德國海德堡大學癌症研究所的楚豪森（Harald zur Hausen）團隊，在子宮頸的肉瘤中發現病毒，並發表假設這是子宮頸癌的可能成因。

一九八三年，團隊從子宮頸癌的腫瘤組織中發現HPV基因，確定病毒與子宮頸癌發病息息相關。同時也發現HPV會透過性行為傳染，引發各種癌症或良性肉瘤，所以HPV是廣泛傳染於人類之間的致癌病毒。

WHO直到一九九五年，才正式承認HPV的致癌性。經過這次發表，二〇〇六年開始製造子宮頸癌疫苗。之所以取名為「人類乳突病毒」（HPV），是因為人類以外的動物身上各自發現了特有的乳突病毒（PV）。乳突就是乳頭狀突起的意思，也就是肉瘤。

楚豪森與法國巴斯德研究所的路克・蒙塔尼（Luc Antoine Montagnier，愛滋病毒發現者），在二〇〇八年同時獲頒諾貝爾醫學獎，得獎原因是「發現兩種引發人類重大疾病的病毒」，由於功績對等，所以獎金由兩人平分。

HPV的真面目

人類乳突病毒（HPV）是一種「常駐病毒」，據說只要有過性經驗的女性，在五十歲前八成都感染過此病毒。HPV與愛滋病毒（HIV）一樣，只要發生一次性行為就可能感染。針對美國女大學生進行調查，發現有性伴侶的學生，在畢業之前有八五％感染HPV。

傳染途徑大部分是生殖器與口腔的接觸。但美國針對二十五組性伴侶觀察了七個月，發現其中有七組（約三成）發生手與生殖器之間的傳染，代表我們在日常生活中也可能感染HPV。

乳突病毒（PV）可分為許多基因型，目前已經確定有數百種；其中會傳染給人類的HPV，大概有一百二十種；五十一種會感染生殖器官黏膜；三十一種的致癌性較低；十七種有致癌性。約四成種類出現在黏膜病變，約六成出現在皮膚病變，分別稱為「黏膜型HPV」與「皮膚型HPV」。

致癌性最強的種類稱為「高風險型」，包括16、18、31、45型，這些都是「黏膜型」；2、7型是「良性肉瘤」；1、2、4、63型是「腳底肉瘤」；6、11、42型是「外陰部肉瘤」；6、7、11、32型是「口腔癌」，可說各司其職。

大多乳突病毒只會引發肉瘤或良性腫瘤，但有七成的子宮頸癌起因於「高風險型」。在性行為中造成皮膚輕微受傷，HPV就會侵入生殖器黏膜細胞，被感染的細胞基因會出錯，變成無限繁殖的癌細胞。

通常感染了HPV，兩年內有九成會在本身免疫功能防衛下消失，但是有五％到十％的病毒不會消滅，留在體內引發癌前症狀，十到十五年後有〇．一％到〇．一五％的機率會變成癌症。

當異常細胞增加，就會開始擴散，變成所謂的「癌浸潤」，癌症浸潤後會如虎添翼，順著淋巴與血液循環轉移到其他器官。早期的子宮頸癌幾乎沒有自覺症狀，但是病況一嚴重會發生生殖器官的不正常出血，或性行為時出血等等。

這種強大的致癌性，歸因於E6與E7兩種蛋白質。人體具備能抑制癌細胞的「RB」與「P53」基因，如果以上兩種蛋白質與這兩種基因結合，就無法抑制癌細胞，造成癌症惡化。如果把癌症基因比擬為汽車的油門，癌症抑制基因是煞車，那就相當於車子的煞車故障。

為什麼病毒會變得凶殘？當人類免疫力降低、壓力沉重，造成內分泌失調，又同時感染病毒，病毒可能就會常駐。

從靈長類到人類

牛、馬、兔子、鳥類，許多動物體內都有發現乳突病毒（PV），各自會引發「牛乳房炎」、「馬肉瘤」、「狗口部乳突瘤」等疾病。

尤其牛乳突病毒（BPV）會引發牛的皮膚、消化器官、膀胱長出乳突肉瘤，還能傳染部分馬匹，在畜牧業算是大問題，目前已經研發出疫苗。

乳突病毒廣泛存在於自然界，表示HPV也是「動物傳染病」，而且是從近親的靈長類傳播到人類身上。新加坡國立大學團隊研究HPV中具有致癌性的18型，從基因分析可以假設它起源於兩百萬年前的非洲，從猿猴乳突瘤的乳突病毒突變而傳染給人類。我們可以想像，病毒是隨著人類移動擴散到全世界。

針對亞馬遜原住民做的研究發現，他們的HPV18型基因序列非常接近日本人與中國人，兩者應該是在大約一萬兩千年前發生分歧，這也符合人類學上的人類遷徙歷史。大約就在當時，有一群人從西伯利亞走白令地峽（現為海峽）抵達北美；另一群人則從西伯利亞南下，抵達中國或日本。

接種疫苗

醫界從兩千年開始進行接種疫苗的臨床實驗，目前全球已有一百二十國以上批准。美國會替十一到十二歲的女童定期接種疫苗，十三到二十六歲的女性也建議接種疫苗。

日本在二〇〇九年十二月起開放接種疫苗，二〇一〇年十月提高預算，擴大免費接種的規模。二〇一一年，由地方政府與中央政府負擔費用，針對國一到高一的女學生接種公費疫苗，部分地方政府也在討論男學生接種疫苗的可能性。

子宮頸癌最大的特色，就是「可以預防的癌症」。在癌前階段即可發現症狀，只要進行手術就能百分百防治。HPV幾乎都是透過性交傳染，所以只要在十歲出頭（有性經驗前）接種疫苗，可以防治達七成以上。

目前使用的疫苗有兩種，一種是美國默克藥廠的「Gardacil」，預防對象是造成子宮頸癌與「尖狀濕疣」（俗稱菜花）的6、11、16、18型乳突病毒。二〇〇六年獲得美國食品藥物管理局（FDA）核准，WHO也已經正式批准。

另一種是英國葛蘭素史克（GSK）藥廠的「保蓓」（Cervarix）疫苗，針對16、18型，二〇〇七年五月獲得批准，可以用於十到四十五歲的女性。不過兩種疫苗對已經感染HPV的人來說，都無法治病或防止復發。

美國針對未感染HPV的女性進行大規模臨床實驗，表示有將近八成的預防效果；而且除了子宮頸癌，還能預防其他與HPV有關的癌症。

歐美先進國家民眾接受子宮頸癌檢查的比例，平均在六成以上，但是日本低到只有兩成左右。日本將每年十一月指定為「抗子宮頸癌月」，在全國各地宣導預防子宮頸癌的重要性。但是民眾依然漠不關心，甚至近年來反對聲浪大增，而日本也從二〇一三年六月起，停止推廣疫苗接種。

抗議接種疫苗運動

就像流感疫苗或其他疫苗一樣，對於子宮頸癌疫苗也持有正反兩種意見，激烈衝突。網路上對疫苗褒貶不一，爭論不休。有人抱怨接種之後出現頭痛、噁心、嘔吐、腹痛、腹瀉、頭暈、心悸、過敏等副作用，甚至還組成疫苗受害人協會。

最嚴重的狀況，就是接種疫苗後死亡。美國的反疫苗民間團體「國家疫苗資訊中心」反對接種疫苗，理由是到二〇一一年五月為止，全球已經有九十四人在接種HPV疫苗後一年內死亡，並有兩萬一千七百二十二人出現副作用。

根據FDA與CDC的資料，發現美國境內有兩千三百萬人接種Gardacil，其中三十二人死亡。FDA針對所有死者進行病理解剖，宣布無法證實與疫苗有關。

之後又有許多人投訴，接種疫苗後感覺手腳疼痛。WHO在二〇一四年二月發表報告，結論是「經過多次大規模調查，沒有發現多發性硬化症（如手腳疼痛、麻痺）等副作用繼續增加」。

北歐針對一百萬名十到十七歲的女性進行調查，比較接種疫苗的三十萬人與沒接種的七十萬人，發現自體免疫疾病（如多發性硬化症）、神經疾病、血栓症等疾病的發生率，並無不同；法國針對約兩百萬名十二到十六歲的女性調查，也沒有發現差異。

但是反對疫苗的團體則有「所有HPV感染都無法預防，疫苗效果有限」、「九成的HPV感染後會自然消滅」、「如果已經感染HPV，接種疫苗反而提升罹癌風險」、「假定國高中生都會發生性行為，會導致民眾排斥接種疫苗」等理由。

另一方面，專家們堅持：「年輕女性感染HPV的比例愈來愈高，如果疫苗能夠防治七到八成的子宮頸癌，就該定期接種，副作用則由政府方面應對。」但是「如何看待副作用的風險」、「效果是否像政府與藥廠所說的一樣好」、「如果政府出錢，是否能獲得相應效果」、「預防效果可以持續多久」之類的問題，政府應該有進一步說明。

得過子宮頸癌的名人

子宮頸癌好發於年輕女性，所以得過病的人很多。ＺＡＲＤ樂團主唱坂井泉水就得過子宮頸癌，做了子宮摘除手術後又轉移到肺部，不斷對抗病魔，最後在二〇〇七年過世，得年四十歲。

日本女演員洞口依子罹患子宮頸癌，摘除了子宮、卵巢與淋巴結，又重新回到演藝圈。她接受雜誌專訪時表示：「我活得像個女人，但是沒有子宮又不算女人，感覺很奇妙。做過手術後的陰道呢，感覺就像封鎖的煤礦坑吧。」

女演員大竹忍在自傳中表示得過子宮頸癌，幸好發現得早，摘除子宮就行了；從演員轉戰國會議員的三原順子，也因罹患子宮頸癌而摘除子宮；女演員原千晶同時罹患子宮頸癌與子宮體癌，做了大手術摘除子宮、卵巢、輸卵管和淋巴結，重回演藝圈；女演員仁科亞季子、歌手森昌子、夫妻漫才搭檔「宮川大助、花子」的宮川花子、女藝人向井亞紀，都曾宣布自己罹患子宮頸癌。

世界上死於子宮頸癌的人當中，最不為人知的「名人」就是美國女性黑人亨列塔．拉克絲（Henrietta Lacks，一九二〇～一九五一），由她的姓名縮寫而來的「海拉（HeLa）細胞」，在醫學界可是無人不曉。

當時她感覺身體不適，前往醫院接受診察，在進行子宮頸癌診斷之前，醫院不經她同意就取出癌細胞進行培養，她接受了八個月的治療，還是遺憾地過世了。

之前醫學界嘗試長期培養人體細胞組織總是無疾而終，只有「海拉細胞」成功繁殖。隨後海拉細胞被分給各國學者研究，如今已經過了六十多年，目前還在全世界的研究室中不斷分裂。

約納斯・沙克（Jonas Salk）博士表示，海拉細胞不僅用來研發小兒麻痺疫苗，或是醫學實驗與研究都是不可或缺的細胞。但是醫院未經本人或家屬同意採集細胞的行為，引發道德上的爭論。亨列塔的家人還對這次的擅自採集，提過法律訴訟。

阿根廷女星兼政治家，瑪麗亞・伊娃・杜阿特・德・裴隆（María Eva Duarte de Perón），人稱「艾薇塔」（Evita），她與馮・裴隆總統結婚，以第一夫人身分參與政治。

她在巔峰期曾是副總統候選人，卻在三十三歲那年（一九五二年）不幸死亡，喪禮在布宜諾斯艾利斯舉行，數十萬民眾夾道送別。如今她依舊很受阿根廷民眾歡迎，她的生涯故事被改編為音樂劇《艾薇塔》（一九七八年首次公演），在倫敦與百老匯都寫下長期演出紀錄。

香港歌手兼演員梅艷芳，是象徵一九八〇年代香港的超級巨星，曾經與成龍、周星馳合演電影。她擔任許多電影的主角與配角，也得過許多影展的女主角獎。自從她宣布罹患子宮頸癌後，一邊接受治療一邊繼續演藝活動，可惜於二〇〇三年過世。

第七章
多達八種的皰疹病毒——全球一億人感染

隨處可見的病毒

應該很多人吃過「感染皰疹病毒」的苦頭，小時候是「水痘」，有了點年紀就變成嘴角附近的小水泡（口唇皰疹），還有陰部長出水泡，又痛又癢的「生殖器官皰疹」。年紀更大一點，又有讓前胸後背痛不欲生的「帶狀皰疹」……全都是皰疹病毒幹的好事。

目前已知有八種「皰疹病毒」會傳染給人類（表3），真是個邪惡的大家族。皰疹病毒會在眼睛、嘴、喉嚨、皮膚、生殖器等部位引發疹子、潰瘍、發炎等症狀，同時又是腦炎、角結膜炎、皮膚癌、咽頭癌等疾病成因。皰疹病毒引發的疾病，幾乎涵蓋醫院裡所有門診科目，日本每年約有七萬人因此接受治療。

皰疹病毒間的基因大小與結構非常多元，簡直難以相信屬於同一科。即使症狀消失了，病毒還是像冬眠一樣終生潛伏在細胞裡，碰到機會就大顯身手。只有皰疹病毒一類有這樣的特色，可

名稱（簡稱與正式名稱）	首次感染	復發	癌症化
單純皰疹病毒 1 型（HSV-1，HHV-1）	牙齦炎、角膜炎、咽頭炎、小兒腦炎	口唇皰疹、皰疹腦炎	
單純皰疹病毒 2 型（HSV-2，HHV-2）	外陰道炎	生殖器官皰疹	子宮頸癌？
水泡、帶狀皰疹病毒（VZV，HHV-3）	水痘	帶狀皰疹	
愛波斯坦—巴爾病毒（EBV，HHV-4）	傳染性單核球增生症、慢性活動性 EBV 感染症	VAHS ？	伯奇氏淋巴瘤（burkitt lymphoma），上咽頭癌
巨細胞病毒（CMV，HHV-5）	CMV 單核球症	CMV 肺炎	前列腺癌？
人類皰疹病毒 6 型（HHV-6）	突發性皰疹、壞死性淋巴結炎	？	
人類皰疹病毒 7 型（HHV-7）	突發性皰疹	？	
人類皰疹病毒 8 型（卡波西氏肉瘤相關病毒，HHV-8）	？	？	卡波西氏肉瘤

表3　人類皰疹病毒的種類，全都會引發疾病

說是病毒界的「臥底間諜」。

目前不知道病毒會在什麼時機重新活化，但是肯定會抓準宿主的狀態才發作。心理壓力、紫外線、疲勞、懷孕、其他傳染病、免疫力降低，都可能是導火線。或許當宿主面臨巨大壓力，對病毒來說就不是安穩的潛伏場所，才會企圖轉移到其他宿主身上。

目前除了水痘之外，還沒有研發出有效的疫苗。往後，皰疹應該會變得更難治療，也更嚴重。腐蝕身心的高壓力社會，性行為自由化、高齡人口暴增、器官移植……皰疹病毒適應社會的變化，欺騙人類，不斷擴展勢力。

如果感染了「單純皰疹病毒

1型」（HSV—1），它就會潛伏在三叉神經節，症狀通常是在口唇、臉部、上半身部位引發水泡。日本給了它優雅的別號「感冒花」、「熱花」，但是得病的人會非常不舒服。

五成至六成的日本人都曾感染HSV—1，可說相當普遍，但每十人只會有一人發病。比利時的天主教魯汶大學研究員，對公立圖書館的書籍展開研究，發現被借看愈多次的書本，遭HSV—1汙染就愈嚴重。

格鬥技皰疹

一九九一年，美國德拉瓦州一間高中的摔角社社員，發生了異常狀況。六十位社員表示自己出現皰疹、高燒、發冷、頭痛、角膜炎等症狀，檢查結果發現社員都感染了HSV—1。

接著，跟他們比賽過的他校社員也出現相同症狀，研究發現是因為摔角的激烈碰觸，造成病毒傳染；後來橄欖球和足球的運動員也出現集體傳染，因此就被稱為「格鬥技皰疹」。女子摔角選手吉田沙保里，在教練父親逝世後不久的二〇一四年三月，參加世界選手錦標賽的國家隊，卻在比賽前發現染上了口唇皰疹。

皰疹病毒傳染力很強，除了接吻或飛沫直接傳染之外，還可以透過毛巾傳染。剛開始是嘴唇周遭發紅，幾天後會出現小水泡，會癢、也會刺痛。如果是第一次感染還會發高燒，全身出現嚴重的症狀。

水痘通常兩星期左右就會痊癒，不過有些人感染了卻沒有自覺症狀，甚至完全沒有症狀。就算復發，也只是皮膚紅腫或出現小水泡，症狀比較輕微。罹患過敏性皮膚炎的人皮膚比較脆弱，比較容易感染，也容易惡化。

生殖器皰疹遽增

「單純皰疹病毒2型」（HSV－2）是性傳染病。HSV－1的症狀只會出現在上半身，HSV－2則是在生殖器官與周邊皮膚出現紅色的疹子、水皰與潰瘍。可見HSV－1和HSV－2分別住在上半身與下半身。

透過性行為感染病毒後，大概兩天到十二天會發病。第一次感染會出現劇痛與高燒，復發後通常症狀比較輕微。日本每年約有七萬兩千人接受生殖器皰疹治療（二〇〇二年調查），女性感染者人數約為男性的兩倍，尤其二字頭的年輕女性愈來愈多。

性傳染病中，女性生殖器皰疹的感染報告人數為第二高，僅次於披衣菌性病；男性生殖器皰疹則是第三，僅次於披衣菌與淋病。感染率與性行為頻率成正比，性工作者的感染率達到八〇％。就算治癒，還是會潛伏在神經節中，偶爾復發。

學者一直認為「生殖器皰疹」是由HSV－2所引起，但是近年來發現有兩到三成病患，被專攻上半身的HSV－1引發生殖器皰疹。可能是因為口交普及，促進了上下半身的交流。

美國疾病預防管理中心（CDC）調查顯示，美國約有四千五百萬人（占成年人的兩成到三成）帶有此病毒，而且每年增加七十八萬人。目前每八名男性有一人帶原，每四名女性有一人帶原，絕大多數都是男性傳染給女性。每年用於皰疹治療的費用，約三十億美元。

過度解放的性愛

CDC估計全球約有一億人感染HSV－2，尤其非洲高達四〇%到七〇%，中南美洲高達三〇%到五〇%。亞洲的泰國超過三〇%，但其他國家大多在二〇%以內，日本較少，約五%到十%。

感染HSV－1或HSV－2的人之中，三分之二不會出現症狀，所以會在不知不覺中繼續傳染出去。即使沒有症狀，生殖器黏膜與分泌液中還是有病毒。近年來性經驗年齡降低，年輕感染者增加，難以預防或根治，對病患造成嚴重的精神痛苦。

生殖器皰疹曾在美國造成恐慌。美國《時代》雜誌一九八二年八月號就有一篇「今日紅字」的專題報導。報導稱現今有新的性病大流行，兩千萬名美國人感染，二十四歲以下的成年女性每三人就有一人帶有病毒，原因在於性行為過度解放。

筆者當時任職紐約，記得這篇報導引起極大的反應，到處都有人討論。當時剛好是愛滋病開始流行的時候，那次恐慌大大改變了美國人的性行為。

納薩尼爾．霍桑的《紅字》（*The Scarlet Letter*）描寫十七世紀美國一名有夫之婦與牧師通姦，生下小孩，這婦女沒有說出父親的名字，結果必須在胸前穿著「紅字A」證明自己通姦。這篇報導就是說，性病有如背負著性的罪惡過活。

傳染力強大的水痘

一旦感染了「水痘帶狀皰疹病毒」（ＨＨＶ－３）就會發生水痘，主要傳染途徑是空氣傳染，以及咳嗽、噴嚏等飛沫傳染，還有水痘發病部位的接觸傳染。

水痘傳染力非常強，日本的「傳染病預防及對受傳染病患之醫療相關法」，將水痘指定為第五類傳染病，感染後七天內必須通報政府；「學校保健安全法」則指定為第二種學校傳染病，治癒之前不得到校。

水痘的潛伏期為十到二十一天，發病會造成全身紅腫起疹，起疹會歷經數天，出現水泡與膿包後痊癒。日本國立傳染病研究所估計，日本每年有一百萬人左右發病，其中最少有四千人重症住院，約二十人死亡。

約九成感染者不到十歲，時期以十二月到七月之間最多，有七成病患會在出疹前一、兩天發燒。先前認為只要得過水痘就不會再復發，但治癒後，病毒還是會潛伏在神經節中，有機會就再次活化。

孩童時期罹患水痘，症狀通常很輕微；但是成年後才罹患水痘，就有機會出現重症，偶爾發高燒，併發肺炎、腦炎或肝炎。如果故意刺破水泡或剝掉皮痂，可能會化膿，要是化膿傷口太深就無法完全復原，會留下疤痕。

高齡化讓帶狀皰疹增加

有種水痘會以帶狀發病，稱為帶狀皰疹，原因是小時候感染了水痘的「HHV－3」，長大後又復發；就算痊癒，病毒還是會躲在神經節裡面，有時會在神經周圍繁殖，突然大鬧一番。

日本人每六到七人就有一人，一生中會復發一次，老年人比較容易發病。厚生勞動省調查了不同年齡層的發病機率，每年每一千人中，二十到五十歲有二・五人發病，五十一到七十九歲有五・一人，八十歲以上有十點一人，隨年齡不斷增加；但是最近年輕人也愈來愈容易出現帶狀皰疹。二〇一四年九月的大相撲大賽，新參賽卻一路打到最後一天的逸之城力士，在打完九月大賽後出現帶狀皰疹而住院。就連號稱「怪物」的力士，也贏不了病毒。

帶狀皰疹通常出現在身體的左或右側，免疫力降低時也可能全身發病。最常見的發病位置是胸前或背後，其次是臉、手腳、腹部、臀部下方，會出現帶狀的水泡。此時躲在神經裡的病毒大量繁殖，冒到皮膚表面，因而導致劇痛。

筆者的側腰也曾發病，那種疼痛最恰當的形容詞應該是「像火燒」、「像針刺」、「像觸電」。當時我痛到其他感覺都沒了，光碰到就痛得要命。從發痛到水泡結痂為止，過程約三星期到一個月，通常水泡消退之後就不痛了。

初次感染的時候，人體會製造「免疫記憶細胞」記住病毒資訊，抵抗下次病毒入侵，抑制病毒增生。但是免疫細胞大約過二十年會減少，一旦少到無法抑制病毒活化，就容易引發帶狀皰疹。

另一方面，小兒科醫師和幼教人員經常接觸有水痘的孩童，常常更新免疫記憶細胞，所以不容易罹患帶狀皰疹。美國曾對四萬人做過研究，發現水痘疫苗可以降低帶狀皰疹的發病率五一·三%。

常見於愛滋病患的卡波西氏肉瘤

人類皰疹病毒8型（HHV－8）是第八種被發現的人類皰疹病毒，同時也因為它會引發卡波西氏肉瘤，又稱為「卡波西氏肉瘤皰疹病毒」。

一八七二年，任職於維也納大學的匈牙利籍醫師莫里茲·卡波西，第一次提及這種肉瘤。當時這是非常罕見的皮膚癌，病患幾乎僅限於地中海血統或猶太血統的高齡男性。

後來才發現，這在撒哈拉沙漠南面的非洲是很常見的疾病，原因來自愛滋病。一九九四年，學者在罹患卡波西氏肉瘤的愛滋病患身上驗出HHV－8，這才知道又是皰疹病毒家族幹的好事。因為愛滋病會降低免疫力，才讓原本無害的病毒開始搞鬼。

HHV－8與其他皰疹病毒不同，最大特色是會引發卡波西氏肉瘤、惡性淋巴瘤等惡性腫瘤。目前還不清楚它的傳染途徑，但是男同性戀的感染率較高，而且感染者的唾液中會驗出HHV－8，因此可能是男同性戀間透過肛交與唾液交換造成傳染。

美國的男同性戀中，有八%到二四%感染HHV－8；日本的健康民眾也約有一%感染，但途徑不明。

疲勞與皰疹病毒的關係

皰疹病毒除了造成皮膚病之外，還可能牽扯許多其他疾病。

先前學者認為運動造成疲勞，來自乳酸累積的緣故；但是現在已經確定，疲勞與乳酸並沒有因果關係，乳酸甚至有助於緩解疲勞。

而新認定的疲勞原因之一，就是「人類乳突病毒6型」（HHV－6）的再次活化。東京慈惠會醫科大學的近藤一博教授團隊，發現人在疲勞時，唾液中含有的病毒量是一般狀況的數倍到數十倍。

近藤教授團隊找來二十名每天準時下班的事務員，以及四十名每天加班五小時以上的業務員與研究員，採集唾液檢查病毒量，結果發現「準時下班組」每毫升唾液中平均有五百個HHV－9，但「加班組」的病毒量是十倍以上。於是團隊認為加班愈多，疲勞愈嚴重，病毒量也愈多。

如果在工作時間檢驗唾液，有八八％的人會出現6型再活化現象，而且病毒量也增加；但在休息之後，再活化率會驟降至二四％，病毒量也會減少。可能的原因是，潛伏在體內的皰疹病毒平常安分守己，但宿主一感到疲勞或壓力，就會重新活化。

研究也發現那些休息後病毒仍再活化的人，疲勞都相當嚴重，並未獲得充分的休息。從這些結果來看，這種病毒應該是受到現代人各種壓力的刺激，才會重新活化。

近藤教授解釋，宿主疲倦時，病毒察覺得到，並開始活化繁殖，準備更換其他宿主來提升存活率。有些很難治好的慢性疲勞症候群，原因一直不明，或許就跟這種病毒有關。

如果能解明6型重新活化的機制，先前搞不懂的「疲勞成因物質」和「疲勞傳導物質」，應該能獲得解答。

回溯古代歷史

羅馬帝國第二代皇帝提貝里烏斯（Tiberius，一四～三七在位）眼見當時羅馬流行口唇皰疹，便下令禁止民眾公開接吻。由於沒有禁止民眾私下接吻，所以禁令幾乎沒有作用。當時治療水皰的做法，是用烙鐵燒灼。

莎士比亞的戲劇《羅密歐與茱麗葉》（一五九五年首次公演）也出現過口唇皰疹：「（夢的使者瑪布）只要穿過貴婦的唇，便讓她們做起親吻的夢。偶爾有些貴婦的呼吸中帶著香甜的點心氣味，瑪布就讓她們的嘴唇發爛。」

人們很早就知道何謂帶狀皰疹，但直到一八九三年，法國皮膚科醫師尚比達才發現這是傳染病；到了二十世紀，學者才知道病因是跟水痘一樣的病毒。由於病毒無法用光學顯微鏡觀察，只能等電子顯微鏡問世。因此到了一九五〇年代，學者才確認皰疹病毒，並在一九七四年製造出第一劑水痘疫苗。「人類皰疹病毒4型」（EBV）又稱為愛波斯坦－巴爾病毒，是在一九六四年發現的病毒。西非兒童經常罹患惡性淋巴瘤（伯奇氏淋巴瘤），並在腫瘤中驗出了這種病毒，這也是第一次發現會讓人類致癌的病毒。

廣泛分布於自然界的皰疹病毒

每種生物可能都有獨特的皰疹病毒，與特定宿主共存並進化，目前已經發現約一百五十種。馬、牛、豬、羊等家畜，貓、狗等寵物，猴、牛羚、斑馬、羚羊等哺乳動物，甚至鳥類、兩棲類、爬蟲類、魚貝類，全都有特定的皰疹病毒，甚至會引發致命疾病。例如牡蠣與扇貝的皰疹病毒，就會對水產業造成極大損害。

最經典的是魚類的錦鯉皰疹，一九九八年英國與美國首先發現這種疾病，之後擴散到全球各地，造成大量錦鯉死亡。日本茨城縣霞浦的鯉魚養殖場，二〇〇三年也爆發鯉魚大量死亡。除了鯉魚之外，虹鱒、山女魚、銀鮭、美國鯰魚、鰻魚、比目魚等魚類，也都驗出了病毒。

學者認為，每種動物可能都有相對應的某種皰疹病毒，因此還有非常多種皰疹病毒尚未被發現。

搭上人類移動的便車

皰疹病毒大約出現在距今一億八千萬至兩億兩千萬年前，遠早於哺乳動物誕生。當時有很多具備細胞核的真核生物（Eukaryote），邊突變邊傳染給其他動物。大約七千萬年前分歧出水痘，在哺乳動物之間攻城掠地。

猿猴身上的「皰疹B病毒」很像「人類單純皰疹病毒」，它也會躲在神經細胞裡，偶爾引發皰疹潰瘍。此外，猿猴身上也有類似水痘帶狀皰疹病毒的皰疹病毒。

人與猿猴的皰疹病毒，可能是在靈長類進化初期，由雙方的共同祖先分給雙方各自繼承。經過不斷突變，某天突然從猿猴傳給人，然後住了下來。

美國威斯康辛大學的柯提斯．布蘭（Curtis Brandt）教授團隊，從全球各地採集了「人類單純皰疹病毒1型」（HSV—1）的三十一個樣本，分析基因，發現又可分為六種。其中四種（III～VI型）位於非洲中部，另兩種則是「歐美型」（I型）與「東亞型」（II型）。從基因突變來看，病毒可能先出現在非洲，再隨著現代人類移動擴散到全世界（圖15），這也符合人類遷徙路徑。

和流感病毒一樣，當人類建立城市，過起密集生活，皰疹病毒就開始擴張勢力，發現人體的神經細胞是絕佳的藏身處。神經細胞在人體內是受特權保護的細胞，無論皮膚、口腔、消化道的細胞，都會被免疫系統攻擊，但神經細胞不會。所以病毒躲進神經細胞，與人類宿

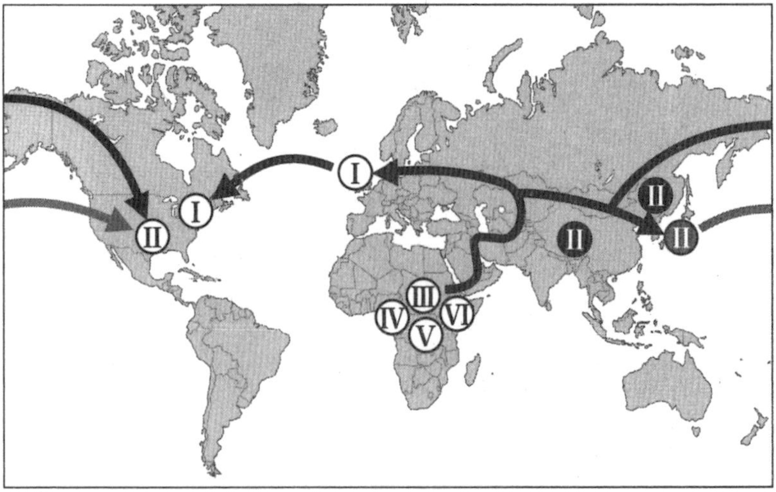

圖15　皰疹病毒移動足跡。羅馬數字表示六個種類。（依據柯提斯．布蘭教授之圖表製圖）（Brandt, Curtis R. “Using HSV-1 Genome Phylogenetics to Track Past Human Migrations” 2013）

主間的關係就很穩定。

但是一直躲在神經細胞裡，遲早要跟宿主一起死亡，所以病毒平時安分地躲著，不讓宿主發現，偶爾才從神經細胞竄到皮膚上，引發皰疹試圖傳染給新宿主。這對病毒來說，真是理想的生存手段。

日本是病毒行政的落後國家

皰疹病毒一旦進入人體，就無法完全消滅。但是抗皰疹病毒藥物「艾賽可威」（Aciclovir）問世之後，可以抑制HSV－1、HSV－2、水痘帶狀皰疹病毒、巨細胞病毒的繁殖。

這是史上第一種抗病毒藥物，由美國寶威藥廠（Burroghs Welcome，現為GSK藥廠）的研究團隊研發成功，一九八八年獲得諾貝爾醫學獎。愈早接受治療，症狀就愈輕，在治療上確實有效。

水痘疫苗是在一九四九年，由大阪大學榮譽教授高橋理明領先全球發明。這是WHO唯一核准的水痘疫苗，安全性高，全球每年有超過一千萬人接種。

然而，日本卻被貼上「病毒行政落後國家」的標籤，飽受國際批判。日本依據《預防接種法》，二〇一四年十月才批准一到二歲幼兒定期接種水痘疫苗，但其他年齡還是自行決定。因此日本的水痘疫苗接種率只有四〇％左右，這種水準根本無法遏止流行。有些父母擔心疫苗副作用而拒絕接種，政府各單位也擺出官僚顢頇的態度，才會降低接種率。

歐美國家普遍推動接種水痘疫苗，感染率大大降低。近年來美國還引進MMRV（麻疹、腮腺炎、德國麻疹、水痘的四合一疫苗），接種率高達九成。因此美國在兩千年的水痘感染率，每十萬人為四三・二人，到了二〇一〇年降到八・九人。

歐洲國家也引進兩劑式水痘疫苗，幾乎不再流行水痘。德國的嬰兒水痘發病數減少，但是年長兒童經常流行水痘，所以從二〇〇八年起規定全年齡兒童都可以免費接種兩劑式水痘疫苗。於是德國二〇〇三年還有超過兩千三百人因水痘住院，二〇〇七年減半至一千兩百六十人。

得過皰疹的名人

江戶時代，連將軍都逃不過水痘傳染。第三代將軍家光從小染上水痘，二十六歲又染上天花，後遺症讓他的臉坑坑疤疤；九代將軍家重罹患腦性麻痺，有語言障礙，十歲時也得過水痘；留下五十一名子女的第十一代將軍家齊，七歲時得過水痘；強推天保政改的第十二代將軍家慶，也在八歲時得過水痘。

美國ＮＢＣ電視臺主播、新聞天后芭芭拉・華特斯，二〇一三年跌倒撞到頭部住院，住院後發現她也感染了水痘。八十三歲的芭芭拉感染水痘，造成美國人熱烈討論，新聞報導開玩笑說：「她愈活愈年輕，簡直返老還童了。」

美國雜誌曾經出專輯，刊登得過生殖器皰疹的名人，其中日本人較熟悉的有女歌手珍娜・傑克森，小甜甜布蘭妮；女演員有麗莎・明妮莉，以及愛鬧事的派瑞絲・希爾頓。

男方的名單更是陣容豪華，有美國前總統比爾・柯林頓，演員羅賓・威廉斯與布萊德・彼特，大聯盟洋基隊明星球員德瑞克・基特。聽說女歌手瑪麗亞・凱莉和女演員潔西卡・艾芭，都被基特傳染生殖器皰疹。而美式足球「老鷹隊」的四分衛麥可・維克（Michael Dwayne Vick），則被女友控訴傳染生殖器皰疹給她。

第八章
全球性增加的流感——適應高密度社會的病毒

南極企鵝身上驗出禽流感

二〇一四年五月，學者從南極的阿德利企鵝身上發現新型的禽流感病毒。WHO專家在南極半島的企鵝糞便與血液中，發現了這種病毒。南極原本是全球唯一的禽流感淨土，卻發現了病毒，代表全世界都有禽流感病毒。

研究發現，這種病毒類似「H11N2亞型」，與「H3N8亞型」的馬流感病毒有相同祖先，大約在五十到八十年前才分歧出來。不過學者並未發現企鵝發病，很可能是北極燕鷗之類的候鳥往來北極圈與南極圈，將病毒帶到南極定居。

禽流感病毒源於西伯利亞、阿拉斯加、加拿大等北極圈附近，原本靜靜待在結冰的湖或濕地裡，到了春天，雁鴨等水鳥回來繁殖，病毒就躲進水鳥體內，在腸道裡繁殖。

候鳥每年會在繁殖地與過冬地之間來回移動兩次，所到之處排放糞便並散布病毒。而且候鳥的移動距離很長，在病毒的「交通工具」中算是範圍最大的交通網。

北海道大學的喜田宏教授與東京大學醫科學研究所的河岡義裕教授組成團隊，經過長年研究，終於理解了這種病毒的生態。禽流感病毒除了出現在雁鴨、鶴、鵝、鷸、鴿等鳥類身上，也出現在馬、牛、狗、貓、鼠、豹、海豹、鯨魚等哺乳類身上。這代表禽流感病毒可能透過鳥類傳染給各種動物，再傳染給人。

豬是重要媒介

禽流感病毒與原始宿主雁鴨共存已久，本來是不會讓宿主發病，也幾乎不會危害人類與其他動物。但在鴨子被當成家禽飼養之後，病毒也更容易傳染。

病毒經過不斷傳染，基因不斷突變，變得可以在雞與其他動物身上繁殖。其中又出現毒性（病原性）更強的種類，大大危害人類社會。

豬是把禽流感病毒帶給人類的重要媒介，豬的呼吸道上皮細胞可以感染很多種亞型病毒，包括人流感病毒。如果水鳥身上的亞型病毒，在豬的呼吸道跟其他病毒交換基因，就會出現能傳染給人類的亞型，也就是豬成了新亞型流感病毒的「製造工廠」。

為什麼鳥類的流感會傳染給豬呢？答案就在中國南部。中國農村的院子同時養著鴨、鵝和豬，算是相當普遍的光景。院子裡有水池養食用魚，水池上蓋網子養雞，雞鴨鵝的糞便掉在水池裡當魚飼料，附近又有豬走來走去。

也難怪過去一百年間的全球流感大流行，大多源於中國南部。

分化為複雜的亞型

另一種水鳥病毒也經過多次突變，出現許多亞型。禽流感病毒的表面有兩種尖刺狀的蛋白質，稱為ＨＡ（紅血球凝集素〔hemagglutinin〕）與ＮＡ（神經氨酸酶〔neuraminidase〕）；ＨＡ是病毒膜表面上的突起蛋白質，用來附著宿主的細胞，ＮＡ則可以讓病毒前往其他細胞。

我們可以根據ＨＡ抗原區分出一到十七個亞型，並根據ＮＡ區分出一到十個亞型。組合ＨＡ（Ｈ）與ＮＡ（Ｎ）的種類，理論上應該有一百七十種亞型病毒。

比方說近年來的禽流感是「Ｈ５Ｎ１亞型」，上世紀初大流行的西班牙流感是「Ｈ１Ｎ１亞型」，一九五七年的亞洲流感是「Ｈ２Ｎ２亞型」，一九六八年的香港流感是「Ｈ３Ｎ２亞型」，一九七七年的蘇聯流感是「Ｈ１Ｎ１亞型」（圖16）。

除此之外，有發生過人類流行的還包括「Ｈ７Ｎ３」、「Ｈ７Ｎ７」、「Ｈ９Ｎ２」、「Ｈ７Ｎ９」等等，其中最需要注意的是「Ｈ５」系列亞型，尤其是「Ｈ５Ｎ１亞型」，偶爾會突變出致人於死的「高病原性」。

目前亞洲與中東共十五個國家，從雞身上驗出了「Ｈ１Ｎ５亞型」，全球都在屏息以待何時會爆發大流行。

雁鴨類的水鳥大多帶有這種亞型病毒。除了人類與鳥類之外，豬會感染「Ｈ１Ｎ１亞型」

和「H3N2亞型」；馬會感染「H7N7」、「H3N8」，其中「H3N8」會從馬傳染給狗；鯨魚已知會感染「H1N1」、「H1N3」、「H13N2」、「H13N9」；至於「H17N10」只出現在蝙蝠身上。

「H5N1」亞型的誕生

一九九六年，廣東省的鵝驗出了「H5N1亞型」禽流感病毒，有四成的鵝染病死亡；後來疫情擴散到亞洲國家雞隻，造成嚴重損失。

直到一九九七年，香港學者才知道禽流感會傳染人，也就是鵝發病的隔年。當時有十八人感染，六人死亡。「H5N1亞型」禽流感原本不會傳染給人，現在會了，國際大為震驚。

二〇〇一年五月，香港發生雞隻大量死亡，為了防止疫情擴散，全香港撲殺約四千五百萬隻雞。但是疫情已經散開，中國撲殺了九百萬隻，韓國撲殺了一

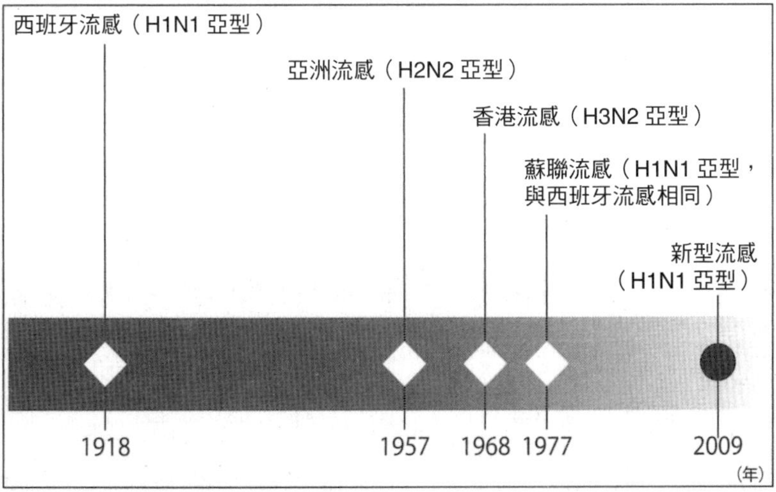

圖16　二十世紀出現的新型流感

百八十五萬隻，墨西哥撲殺了兩百一十萬隻，日本也撲殺約一百八十二萬隻。家禽的災情遍及六十二國，全球約撲殺了四億隻雞。

從二〇〇三年起，人類的禽流感病患不斷增加。二〇一三年，WHO與世界動物衛生組織（OIE）調查顯示，在西半球與大洋洲之外，有十五國出現染病與死亡的案例。染病人數與死亡人數如下：印尼一百九十二人（死亡一百六十人），埃及一百一十人（死亡六十一人），越南六百二十人（死亡六十一人），中國四十五人（死亡二十八人）。可見疫情集中在亞洲與部分中東，共六百三十人發病，三百七十四人死亡，死亡率高達六成。而且調查發現，這些死者幾乎都有直接接觸雞隻。

這是因為亞洲地區有在市場賣活雞的悠久傳統，傳統市場的衛生狀態與管理都不盡理想，雞舍裡的雞屎含有大量病毒，乾燥之後可能被人類所吸入。

二〇〇五年，三十個國家的政府高層召開禽流感對策會議。二〇〇六年，在俄羅斯聖彼得堡召開的G8（八大工業國高峰會）更以對抗禽流感為最優先議題，可見這單一疾病讓國際社會感到重大危機。也因為如此，一時間有五十九個國家與地區禁止進口雞肉。

根據以往經驗，當禽流感病毒發生突變，從「雞傳人」演變為「人傳人」，就有全球大流行的危險。

WHO在二〇〇五年九月警告，如果發生最糟糕的全球大流行，將可能造成五百萬到一億五千萬人死亡。

距離香港流感與蘇聯流感的大流行已經過了三十多年，如果根據過去的流行史，差不多該出現強大的「新型病毒」了。病毒的突變速度遠超過先前的預估，看來它們正蓄勢待發，等著哪天變成人類的致命殺手。

殺死四十萬人的豬流感

到了二〇〇九年，還沒發生眾人所擔心的大流行，專家學者紛紛鬆了口氣。不料來到四月，墨西哥三處與美國兩處局部發生不同基因突變的「豬流感」，感染病患大多是不到二十歲的年輕人，疫情隨之迅速擴散到全球。繼「禽流感」後又出現了「豬流感」，國際社會陷入恐慌。

豬流感病毒原本是「H1N1亞型」，更讓全球震驚，因為史上最慘烈的「西班牙流感」大流行元凶，就是它。WHO在六月十一日宣布進入全球大流行階段，將警戒等級升到「第六級」，這是六級警戒的最高級，也是史上第一次發布（參考第21頁表1）。

但是這個名稱容易讓人誤以為豬肉會傳染病毒，所以改名為「甲型流感」。

美國疾病預防管理中心（CDC）在二〇一二年六月整理出一份報告，估計全球一百九十九個國家地區，約有六千一百萬人感染，一萬八千人死亡。在日本，包括死因不明的人，則有兩百零三人死亡。

但是美國喬治華盛頓大學的隆．西蒙森（Lone Simonsen）教授，率領國際專家團隊在二〇一三年發表一份估計資料，全球可能有十二萬三千到二十萬三千人死亡。如果包括罹患流感造成身體虛弱、引發其他併發症而死的人，數字還會增加到四十萬人。

來自中國的新病毒

在所有病毒中，禽流感病毒是最容易突變出新型的一種。要說流感病毒有多容易突變，看看近年來中國出現的各種新流感就知道。

【H5N9亞型】

二〇一四年五月，四川省衛生當局宣布一名四十九歲男子因急性肺炎死亡，遺體檢驗出「H5N9」禽流感病毒。這是全球第一次有人感染該亞種病毒身亡。報告指出男子曾接觸雞隻，於是政府將附近養雞場的雞隻全數撲殺；到了八月，越南的養雞場也驗出該病毒。

【H7N9亞型】

二〇一三年三月，中國南部出現「H7N9」禽流感病毒，上海市兩人死亡，安徽省一名女子重症。後來不斷有人發病，根據WHO在二〇一四年十月底截止所收到的資料，疫情擴散到北京、河南省等兩市十三省，以及香港和臺灣。總共四百四十一人感染，一百六十一人死亡。這也是全球第一次出現該亞型病毒的人類傳染。

【H10N8亞型】

二〇一三年十二月，江西省一名七十三歲婦女出現嚴重肺炎，最後死亡。過完年，又有報告說住附近的第二名五十五歲婦女感染肺炎，原因都來自「H10N8」禽流感病毒，這也是H10N8全球首次傳染給人的案例。目前在義大利等七個國家，可從野生雁鴨身上驗出病毒；日本也在二〇〇六年，從北海道的天鵝驗出病毒。

自然界的病毒汙染

在二〇〇四年的疫情中，京都府養雞場發生雞傳染給烏鴉的案例。可能是烏鴉闖進雞舍，或是死雞屍體暴露在外被烏鴉啄啄；同時發現過去不曾感染的野鳥也染病，例如小天鵝、隼、鵰鴞等等。

德國慕尼黑工業大學的約瑟夫．萊希霍夫（Josef Reichholf）教授團隊宣稱：「新亞型流感病毒可能已經進入食物鏈，廣泛汙染了自然界。」

被病毒汙染的鳥屎，常被用來當魚飼料或肥料，因此流入河川湖泊。魚類吃了受到汙染，被鳥捕食，或被做成魚粉餵養家畜，就可能傳染病毒。聯合國環境規畫署（UNEP）警告，病毒可能大範圍傳染野生動物，近年來野生動物迅速減少，甚至絕種，除了人類破壞棲息地與濫捕濫殺之外，這些病毒也可能幫了一把。

「流行性感冒」的由來

古希臘神醫希波克拉底在西元前四一二年寫下一種流行病：「某天突然有許多居民發高燒，渾身發抖，咳嗽不止。這個病很快傳遍全村，但很快就消失。」CDC的亞歷山大・朗米亞博士團隊研究之後，認為這很可能是流感。

「流行性感冒」（Influenza）是義大利在一五〇四年訂下的名稱，源自於義大利文的「影響」，每年冬天開始流行，春天來臨時則趨緩。一七四三年，這個詞進入英文圈，成為全球通用名詞。

十四到十五世紀的文藝復興時期，義大利也爆發了流感，尤其是一五八〇年的流行，很可能是全球大流行。流感從亞洲開始，擴散到非洲大陸，然後傳到歐洲。根據紀錄，羅馬當時有八千人以上死亡，西班牙有整個城鎮消失掉，後來流感又從歐洲傳到新大陸。

十九世紀後的大流行

十八到十九世紀間，世界上發生過二十五次流感大流行，其中十二次可能是全球大流行。

一七二九年的流感於當年春天從俄羅斯往西邊擴散，六個月即遍及全歐洲，之後三年席捲全世界。這次流行有好幾波，每一波新流行的死亡率，都比上一波更高。據說當時全球有三分之一的人感染，是西班牙流感之前最嚴重的一次。

下一次的全球流行大約隔了五十年，發生在一七八一到八二年。這次流行從中國開始，經過俄羅斯，約十個月後抵達歐洲。在流行的巔峰期，俄羅斯聖彼得堡每天有三萬人發病，羅馬有三分之二人口發病，英國有七成人口發病。

下一次全球流行大約又在五十年後，一八三〇年到三三年，流行規模可能跟西班牙流感不相上下。這次流行從中國開始，呈輻射狀擴散，渡海到菲律賓、印尼，或翻過喜馬拉雅山前往印度；往北則是前往俄羅斯，再到歐洲。一八四七年倫敦大流行，死亡二十五萬人。

一八八六年到九〇年的「倫敦流感」，首發於土耳其斯坦，然後傳染到整個歐洲，造成二十萬到二十五萬人死亡。十九世紀末到二十世紀初，全歐洲發生雞與火雞的大量死亡，重創養雞業。當時歐洲認為這就像中世紀的鼠疫，稱為「家禽鼠疫」，也是日後全球大流行的契機。

二十世紀起，發生了五次的新亞型流感（圖16），每十到二十年為一個週期。第一次是後面提到的「西班牙流感」，時間是一九一八到一九年；第二次是一九五七年的「亞洲流感」，先發生在東南亞各地、日本、澳洲，之後擴散到北美洲、歐洲與世界各地。估計造成全球超過一百萬人死亡；日本約三百萬人感染，約五千七百人死亡。

再來是一九六八到六九年的「香港流感」，香港約在六星期內造成五十萬人感染，相當一五%的人口；美國有三萬三千八百人感染；日本也有十四萬人感染，約兩千人喪命。

一九七七年到七八年間在舊蘇聯發生「蘇聯流感」，約十萬人死亡，原因可能是保存在研究所裡的病毒因故外洩；第五次是二〇〇九年從墨西哥開始，擴散到全球一百九十九個國家地區，WHO宣布全球有二十八萬四千五百人死亡。

西班牙流感的零號病患

傳染病史上最大的悲劇發生在二十世紀初期，也就是第一次世界大戰末期的「西班牙流感」。這在人類史上寫下單次流行最多人染病、死亡的紀錄，大幅改變了世界史。

大規模流行的基本原則是尋找第一個感染者，稱為「零號病患」。美國醫學史家阿弗列・寇斯比（Alfred Crosby）認為，疫情震央是美國堪薩斯州的方斯頓基地（現為萊利（Riley）基地）。一九一八年三月四日，許多士兵到基地診所求診，說自己發燒頭痛（照片2），最後有一千多人感染，四十八人死亡，當時認為是普通的肺炎。

發病的士兵都曾負責清掃豬寮，而且當地是大批加拿大野雁的過冬地，所以最有力的假設是野雁把病毒傳染給豬，在豬體內突變後傳染給人。

另一方面，英國的列托史克林病毒研究所所長約翰・牛津（John Oxford）認為疫情起源於法國。第一次世界大戰期間，法國北部的小村落艾塔普有個英軍的軍事基地，協約國有十萬名左右的士兵經常在此出入。一九一六年十二月，接連有士兵因為類似流感的症狀住院，死亡人數甚至是「戰死的兩倍之多」。

但又有一說是起源於中國。加拿大紐芬蘭紀念大學的馬克・亨福里教授根據史料發現，英法聯軍在一戰期間，找來九萬六千名中國勞工在西部戰線工作。而且在美國基地開始流行前就有紀錄，指出中國境內發生疑似西班牙流感的呼吸道疾病。

一九一七年，大批中國工人從加拿大被送到歐洲戰線，其中可能有人染病傳染給士兵，士兵回國後又帶到美國。當時西方國家徵用中國工人是祕密，就算染病了也說是「懶病」，不准隔離或治療。

波及全世界的大流行

方斯頓基地發生疫情一星期之後，紐約市也出現了病患。一九一八年八月底，麻塞諸塞州與其他各州的基地、學校、汽車工廠，都出現集體發病狀況；維吉尼亞州等各地軍事基地，也接連有士兵染病臥榻。

被派往歐洲各處戰線的士兵中混雜了感染者，五月到六月間在全歐洲引發大流行。病毒隨士兵的移動而擴散，四個月就讓全球陷入流感恐慌。

隨後疫情看似暫時緩和下來，卻在一九一八年八月同時於法國的布勒斯

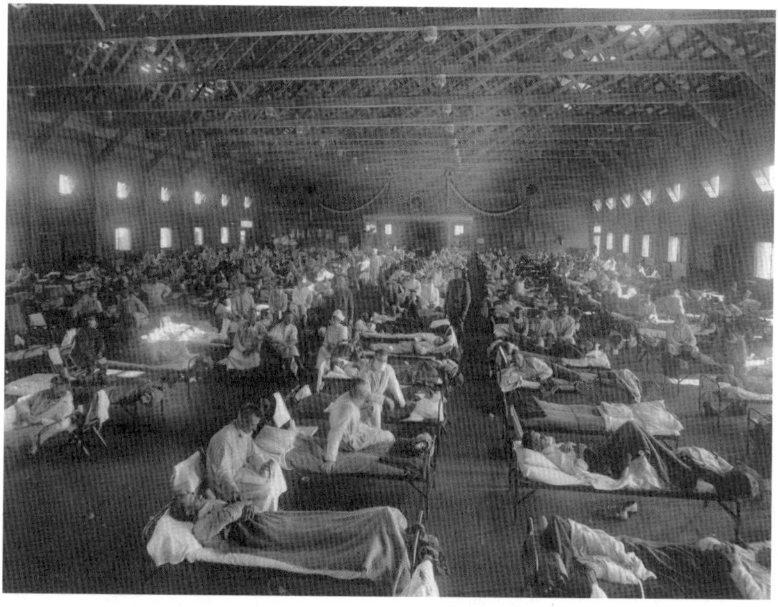

照片2　疑似「西班牙流感」起源地的美國堪薩斯州方斯頓基地，當時士兵集體發病。

特、美國的波士頓，以及英國西非殖民地獅子山的首都自由城爆發大傳染。病毒出現遠比初期更強的毒性，這就是所謂的「第二波」。

第一次世界大戰的戰場，從歐洲波及到非洲大陸的殖民地。在歐洲到非洲之間的西非航線上，自由城是煤炭補充站，也是重要港口。

一九一八年八月，軍艦載著約兩百名病患進港，數百名當地工人替汽船補充煤炭。沒多久，工人間出現流感症狀，短時間內獅子山有五％人口因流感死亡。病毒在海港之間傳播，再經由鐵路與河流進入非洲內陸。

提早結束世界大戰的流感

當時西班牙是中立國，五月到六月間約有八百萬人感染，連國王與內閣都病倒，整個政府及國家陷入癱瘓。大戰期間，各國會管制情報，只有中立國西班牙不管制，所以大篇幅報導疫情流行，也因此將疫情稱為「西班牙流感」。西班牙政府抗議這個名稱，但已經太遲了。

尤其在西部戰線，英美法聯軍與德軍陷入僵持的局面，突然發生了異常狀況。病毒輕易打破了這道最強防線，原本窩在戰壕裡苦撐三年半的士兵，卻被流感病毒給攻陷了。

兩軍士兵有一半以上染病，根本沒辦法打仗。柏林每星期平均五百人死亡；美國在一次大戰中有五萬三千五百人戰死，因流感而死的人更多，達到五萬七千人。

德軍受到的打擊也很大，因為流感失去約二十萬名將士。德軍總司令埃里希・魯登道夫

（Erich Ludendorff）將軍在一九一八年七月，進軍到巴黎以東八十公里多瑙河，但是英美法聯軍一反擊，德軍即落荒而逃。

日後將軍描述：「德軍在多瑙河攻防戰落敗，絕對不是因為美軍加入的關係，而是部隊染上流感，虛弱得連武器都拿不起來。」

兩大陣營都難以繼續作戰，大戰也因而提早結束。但是各國參戰士兵在歐洲戰線染了病，又把病毒帶回本國，造成流感迅速全球化。

日本的流感

根據史料，日本在平安時代的近畿地區，也流行過類似流感的疾病，而且江戶時代發生過多次全國大流行。民眾反映當時的文化，將這疾病稱為「阿七風邪」（お七かぜ）、「谷風」（たにかぜ）、「阿駒風」（お駒風）等等。「阿七風邪」源自於爭風吃醋而縱火的「八百屋阿七」，「阿駒風」源自於當紅戲劇的人物，「谷風」指的是相撲大橫綱。

就近代來說，美國爆發流行不久的一九一八年四月，三名相撲力士來臺灣巡演，染上流感死亡。之後接連有力士停賽，當年五月八日的朝日新聞還報導「相撲風邪流行——力士接連臥榻」。

到了十月左右，在歐洲戰線流行的強毒性西班牙流感病毒，登陸日本，在軍隊與學校等場所引發大流行，疫情不斷擴大。十月二十四日的報紙報導說：「最近感冒席捲東京，疫情惡化，各地學校都有數人至數十人請假。」十一月，染病與死亡人數都達到巔峰，一九一九年二月的報紙標題為「謝絕住院，醫生護士接連病倒」，可見疫情有多嚴重。

一九一七年七月，疫情看似緩和下來，卻在一九一九年十月下旬到隔年春天發生第二波流行。朝日新聞描述了社會癱瘓的狀況：「通訊與交通大受打擊，市內電車與電話局每天有五百到六百人缺勤」，疫情更擴散至全國。

日本政府有官方紀錄，內務省衛生局（厚生勞動省前身）在一九二二年所編纂的《流行性感冒——「西班牙感冒」大流行紀錄》提到，第一次流行造成二十五萬七千三百六十三人死亡，死亡率為一．二二%；第二次流行造成十二萬七千六百六十六人死亡，死亡率提升到五．二九%。當時日本總人口為五千六百六十六萬人，代表第一次流行就有三七．三%的國民染病。

當時日本國內有超過兩千三百萬人染病，總計死亡人口達到三十八萬六千人。但是這份資料少了部分行政區的資料，慶應義塾大學榮譽教授、人口學家速水融估計流行當時的死亡率比往年更高，屬於「超額死亡」（Excess Mortality），推算疫情造成的死亡人口高達四十五萬人。

一九二一年，恐怖的流感就像夢醒般消失無蹤。一月六日的報紙報導：「舉國迎春，戰戰兢兢，慶幸今年尚未遭病魔侵襲。」可見國民鬆了口氣。

死者多達八千萬人

當時世界人口約十八億人，至少有三分之一到一半染病，各地死亡率約一〇%到二〇%，估計全球人口有三%到五%死亡。疫情從歐美擴散到非洲與亞洲的開發中國家，這些國家根本不知道什麼是流感，只能說束手無策。

整理各國的死亡人數報告，發現學者之間意見分歧，美國有四分之一人口感染，包含參戰將士共有六十七萬五千人死亡；加拿大有五萬人死亡，原住民受害最嚴重，阿拉斯加有些聚落甚至有六成以上人口死亡；此外，英國有二十八萬人，法國有三百六十萬人，德國有五十八萬人，西班牙有二十九萬人死亡。

印度有一千八百五十萬人死亡（國民的五%），中國有一千萬人，印尼也有一百五十萬人死亡。至於紐西蘭，軍艦一靠港就發生流行，造成八千六百人死亡。疫情又擴散到南太平洋群島，最嚴重的西薩摩亞（現為薩摩亞）有九〇%人口發病，三萬八千名島民大約死了二〇%。

當時沒被波及的有人居住區，大概只有巴西亞馬遜河出海口的馬拉若島（Marajó，面積相當於瑞士）、南大西洋的聖赫勒拿島和南太平洋的新幾內亞島了。

美國疾病學家艾德溫・喬丹（Edwin O. Jordan）在一九二七年發表了各個大陸的估計死亡人數，北美洲與中美洲為一百零六萬人、南美三十三萬人、歐洲兩百一十六萬人、亞洲一千五百七十五萬人，總共兩千萬到兩千七百萬人。估計死亡人數眾說紛紜，從兩千萬到五千萬人不等，甚至有人說死亡超過一億人。

美國華盛頓大學的克里斯多福・莫瑞教授（Christopher Murray，專攻病理統計學）團隊近年研究發現，亞洲、非洲有些之前未經調查的地區，其實也有疫情傳播。重新檢討當時的死亡率，估計當時死亡人數為五千一百萬到八千一百萬人；至於最大死亡人數，撒哈拉以南的非洲為一千八百萬人、南亞為一千三百萬人、東亞為兩千萬人。

疫區的城市光景也全然改變。

學校與公家機關關閉，所有人外出都要戴口罩；舊金山街上如果有人沒戴口罩，就會被警察逮捕。城市進出口都有民兵守住，趕走所有陌生人。到處都在流傳可疑的療法，戲院入口張貼「打噴嚏者禁止入內」的告示，簡直就像是十四世紀鼠疫流行的光景。

西班牙流感大流行之後，又很低調地慢慢流行了十年。過了半個世紀，當人們以為疫情銷聲匿跡的時候，美國紐澤西州的迪克斯堡（Fort Dix）基地又在一九七六年發生疫情，五百多人染病，一人死亡。有人認為是基地裡保存的病毒，不小心外洩出來才造成疫情。

西班牙流感的真面目

一九三三年，學者找出了西班牙流感的真面目。由於過往傳統的顯微鏡無法觀察到比細菌更小的病毒，如今才知道流感病毒分A、B、C三型。「西班牙流感病毒」屬於A型，後來所有引發全球大流行的都是這型。按照目前分類，西班牙流感病毒是「人類A型流感病毒H1N1亞型」。

B型流感病毒只會人傳人，症狀比較輕微，非常像是一般感冒；C型主要傳染五歲以下幼兒，特色是鼻涕很多，而且不分季節，一整年都會流行。

一九九〇年代中期，美國陸軍病理學研究所的傑佛瑞・圖班伯格（Jeffery Taubenberger）博士，在阿拉斯加發掘出西班牙流感時期死亡的原住民遺體，成功分離出病毒。將病毒還原之後施打到白老鼠體內，老鼠很快就死亡，證明毒性有多強。

流感病毒與HIV一樣都是RNA病毒，哺乳類一百萬年的進化量，它們一年就能完成，可見突變速度之快。快到疫苗才剛做好，病毒又突變了，所以疫苗常常派不上用場。

破壞環境造成集體感染

禽流感存在已久，為什麼直到現在才開始大顯身手？美國加州大學聖塔克魯茲校區的卡特．班德吉夫團隊認為是地球環境變遷所致。

國際濕地保全機構，拉姆薩公約事務局，發表過去五十年內的農地開墾與商業開發，讓全球失去了五〇％的濕地。加州已經失去了九〇％的濕地，日本也失去了五〇％。

結果雁鴨等水鳥缺少過冬地，棲息密度增加。而亞洲的水田地帶有增產壓力，取消休耕期，全年耕種，讓雁鴨沒有地方覓食。當過冬地的水鳥棲息密度太高，雁鴨就比之前更容易感染病毒。

流感病毒會經由空氣傳染，是適應了「城市」高人口密度的病毒。觀察過去的傳染病，例如古希臘、羅馬、聖彼得堡、紐約、東京等大城市都有過大流行。軍隊、工廠、學校等人員聚集之地，也成了病毒的溫床。在人口密度低的地方，病毒就無法長久生存。

十八世紀英國展開工業革命，工業化讓許多人擠在大城市裡，結果不僅傳染流感，還造成結核、霍亂等新的大流行（第二章、第十三章）。沒有免疫力的農村人口，卻流入城市的工廠工作。隨著交通與物流發達，人類、動物能夠大範圍地迅速移動，造成疫情在短時間內就全球大流行。

靠噴嚏傳播的病毒

病毒依附在氣管黏膜上會迅速繁殖，當感染者「打噴嚏」或「咳嗽」，病毒就會在擁擠的城市裡散播開來。噴嚏的噴射時速達到一百五十公里，是病毒的強大飛行器。流感病毒的潛伏期很短，短時間內即可引發大流行，可說是完全適應擁擠社會的病毒。

ＮＨＫ新聞節目「試過就懂」（ためしてガッテン）（二〇〇六年二月一日開播）介紹過一個有趣的實驗，觀察染病者的噴嚏可以飛多遠，病毒又能在空氣中活多久。實驗團隊用高速攝影機拍攝噴嚏，發現女性噴嚏可以飛一公尺、男性可以飛兩公尺。

先在密閉空間中釋放五千個病毒，做長時間觀測，發現三小時後變成十二萬個，六小時後五萬個，九小時後五千個，十二小時後就寥寥無幾。

二〇〇二到二〇〇三年的ＳＡＲＳ（第三章）流行期間，全球共有四十班飛機載過染病者，根據ＣＤＣ日後追蹤調查，有五架班機的旅客遭到傳染，機上感染者共三十七人。

但是依據航空公司專家的意見，機上換氣系統經過改良，空氣只能由上往下走，無法前後流動，而且大約每三分鐘就更換一輪。機上空氣經過高性能濾網過濾後，可以消除絕大多數的細菌與病毒。

原因是畜牧革命

這四個半世紀之間，全球食用肉品的消費量大增，尤其雞肉消費量成長到快六倍。聯合國糧食計畫署（FAO）表示，二〇一〇年全世界大約飼養兩百億隻雞，最近十年內更增加三成，其中中國占了二四%，全亞洲則占了五五%。

原本養雞是養在自家院子裡，但現今農戶從小規模的庭院養雞，迅速進步成飼養幾萬隻、幾十萬隻雞的養雞場。巴西東南部的曼德凱拉養雞場號稱全球最大，裡面養了八百萬隻雞，每天生產五百四十萬顆雞蛋。雞舍完全密閉，幾乎沒有自然光也不通風，幾百萬隻雞擠在小籠子裡，動彈不得。

這些飼料雞吃的飼料，是基因改造過的玉米飼料，靠強迫餵食增肥。養了四十到六十天左右，就送上輸送帶，機械會自動把雞處理成雞肉。以前養雞場要養八十天才會宰殺，後來靠施打生長激素來縮短時間。速食業和超市裡面的便宜飼料雞，已經是便宜量產的「工業產品」了。

養豬場跟養雞場差不多，全球約飼養八億隻豬，六〇%來自中國。最近墨西哥發生的「甲型流感」，源頭可能就是美國養豬大廠前往墨西哥經營的巨大養豬場。這座養豬場每年生產近一百萬頭豬，場內擁擠，衛生條件差，可說惡名昭彰。

得過流感的名人

全球許多名人罹患西班牙流感而死，其中包括維也納的知名畫家，得年二十八歲的埃貢・席勒（Egon Schiele）與享年五十五歲的古斯塔夫・克林姆（Gustav Klimt）。席勒死亡前三天，他的夫人愛迪特也因西班牙流感而死。知名畫作〈吶喊〉的作者、挪威畫家愛德華・孟克（Edvard Munch）也染上西班牙流感，痊癒後畫了一幅「西班牙流感後自畫像」。

其他死亡名單包括義大利詩人紀堯姆・阿波利奈爾（Guillaume Apollinaire）、德國社會學家馬克思・韋伯（Maximilian Weber）。

幸運康復的有美國總統富蘭克林・羅斯福，伍德羅・威爾森；德國皇帝威廉二世，英國首相喬治・洛伊德，美國電影大亨華特・迪士尼，衣索匹亞國王海爾・塞拉西，美國作家凱薩琳・安・波特，波特還把自己的經驗寫成了《灰色馬，灰色的騎手》。

日本的西班牙流感犧牲者，最有名的就是劇作家兼舞臺導演島村抱月，島村一九一八年染病，十一月五日過世。他的情人是知名女演員松井須磨子，在島村死亡隔年一月自殺殉情；名留日本近代美術史的關根正二、村山槐多，也都英年早逝；皇室則有竹田宮恒久王、伊藤博文前首相的女婿末松謙澄（曾任內相）、東京車站設計師辰野金吾、西鄉隆盛之子西鄉寅太郎（軍人）。

也有很多人發病後痊癒。例如前首相原敬、前大藏大臣高橋是清、雕刻家兼詩人高村光太郎、作家芹澤光治良、劇作家岸田國士、散文作家內田百閒、小說家志賀直哉及武者小路實篤。

育有十一名子女的歌人與謝野晶子眼看家人接連病倒，留下了這樣一首詩：

冬天得流感
得氣喘
得支氣管炎
得肺炎
折磨親子共八人

第九章

愛滋病從百年前開始傳染——日本病患不斷增加

突如其來的怪病

目前全球的愛滋病患人數已經受到控制，先前鬧得天翻地覆的愛滋病，如今已乏人問津。然而，愛滋病仍然是非洲人死因之首，在全球開發中國家是繼肺炎之後的第二大死因。

先進國家的愛滋病患大為減少，而日本卻是唯一愛滋病患不斷增加的先進國家。二〇一三年十一月，還是有感染人類免疫缺乏病毒（HIV）的人捐了血，錯過篩檢而輸血給兩個人，導致其中一人感染。

一九七九年，愛滋病突然出現在人類文明社會中。一名洛杉磯的執業醫師，發現找他求診的同性戀病患中，有很多人出現發燒、體重減輕、淋巴結腫大、慢性腹瀉等症狀。

病患還接連罹患罕見的「肺囊蟲肺炎」。這原本被稱為「卡氏肺炎」，之後才查明原因是肺部感染了真菌類（黴菌）的肺囊蟲（Pneumocystis jirovecii），在四歲之前有七五％的機率會感染這種「常駐菌」（第四章）。

隔年一九八〇年，紐約的同性戀之間也開始出現免疫缺乏症候群，其中一種症狀是「惡性卡波西氏肉瘤」，是非常罕見的皮膚癌，起因於人類皰疹病毒8型（第七章），會讓病患全身長出癌症肉瘤。而這些病患，大多是聚在拖車屋裡開雜交派對的同性戀。

這兩種病原體原本對健康人體無害，但對於癌症末期病患、嬰兒、接受器官移植後施用免疫抑制劑的人，都會發生中間菌引起「伺機性感染」（第四章）。

一九八一年五月，紐約的同性戀媒體刊登一篇報導，指出同性戀之間正在流行奇怪的肺炎。七月三日的《紐約時報》頭版大篇幅報導「四十一名同性戀罹患罕見癌症」，這是第一篇與愛滋有關的綜合報導。從此之後，愛滋病成為世紀末怪病，攻占全球新聞版面。

流行的起點

研究員紛紛關注起這個怪病的源頭，各國從過去醫學期刊曾發表的病例，以及研究機構保存的血清與病理標本，試圖找出疑似愛滋病的病例。

美國最早的病例可能是一九五九年，在紐約船公司工作的四十九歲海地裔美國人，此人罹患肺囊蟲肺炎死亡；再來是一九六九年，密蘇里州一名十八歲的黑人男同性戀，出現卡波西氏肉瘤。

一九七六年，挪威籍船員與妻女共三人相繼死亡，他死前八年曾經滯留西非，可能是一九六〇年代初期在非洲染病；再來是一九七七年的丹麥外科醫師、一九七九年的德國小提琴手，各國接連查出幾乎就是愛滋病的死亡案例。

歐洲的感染者幾乎都有到過或滯留非洲的經歷，所以各國認為愛滋病的起源就在非洲，於是重新檢查過去從非洲人身上採集的血液樣本，以及保存血清。在曾是比利時殖民地的剛果民主共和國，很多人罹患怪病就會前往比利時的醫院就醫，所以比利時留下很多病例與血清。

研究結果發現，非洲第一個陽性血清，是一九五九年來自里波維爾（Leopoldville，現稱金夏沙）的班圖族成年男子。目前他是已知最早的愛滋病患；而隔年採集的剛果女子血液，證實她是第二號感染者。看來在當時的剛果，疫情已經相當普遍。

一九七五年起，金夏沙出現很多病患體重驟減，且腹瀉不管怎麼治都治不好。為了找出傳染途徑，一項研究追溯了一九八一年前在非洲發病，很可能是愛滋病的三十八名病患，結果其中二十九例與剛果有關。一九八〇年代初期，尚比亞和盧安達也都有卡波西氏肉瘤的病例報告。

在烏干達集體發病

非洲第一次出現明顯的愛滋集體發病，是所謂的「瘦瘦病」（slim disease）。一九八二年秋天，烏干達南部靠近坦尚尼亞邊境的維多利亞湖畔，一座村落的村民接連發病，瘦弱成皮包骨然後死亡，所以命名為瘦瘦病。村子約有五百名村民，其中十七人因此病相繼死亡，而他們大多是往來兩國間的走私客。

一九八七年，「瘦瘦病」的病患達到六千人，相當嚴重。烏干達首都坎培拉的性工作者中，七〇%呈HIV陽性反應，連貨車司機都有三三%。陽性病患中有十%是在母親胎內感染，或哺乳時感染。

當時維多利亞湖一帶捕捉到一種外來的大型魚尼羅尖吻鱸，體長可達兩公尺，漁獲出口到世界各國，也包括日本。漁夫們的基地是湖上的林基提島（肯亞領地），原本是無人島，後來出現人口六千人的小鎮。

漁夫賺了大錢，各地的性工作者也前來淘金。我曾在一九八八年到過這座島，發現三到四成的島民感染愛滋病，病患接連死亡，來不及處理只好堆在診所倉庫裡。

一九八三到八四年間，非洲各地掀起愛滋病大流行，流行中心是剛果到烏干達一帶。疫情呈現輻射狀擴散，東到烏干達、蒲隆地、肯亞、坦尚尼亞；北到中非；西到剛果、奈及利亞；南到尚比亞、馬拉威，各國紛紛出現疫情（圖17）。

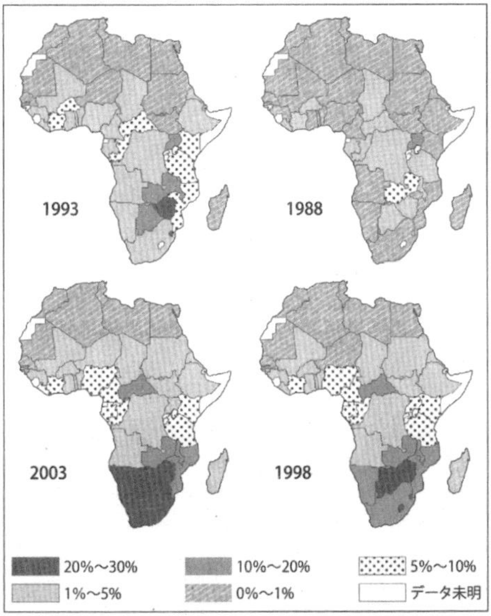

圖17　非洲成年人HIV傳染狀況變遷（依據國際愛滋救治團體AVERT之官網製圖）

搶當病毒發現者

一九八二年，學者終於確定這怪病起源於病毒感染，破壞了人體的免疫細胞，將其命名為「後天性免疫缺乏症候群」（acquired immune deficiency syndrome），簡稱ＡＩＤＳ。

接下來人們吵著誰先發現這個病毒。科學史上有很多爭著當第一的案例，而愛滋病發現者紛爭牽扯到名聲、商業權利，更演變為國際紛爭。法國巴斯德研究所的路克．蒙塔尼博士團隊，在一九八三年從同性戀病患身上分離出病毒，取名為ＬＡＶ（淋巴結腫脹病毒），宣稱這是愛滋病的病原。接著，路克博士將樣本送給美國國家衛生研究院（ＮＩＨ）的羅伯特．賈羅（Robert Charles Gallo）博士。

賈羅博士在一九八四年四月從愛滋病患身上分離出病毒，稱之為「人類Ｔ細胞白血病病毒（ＨＴＬＶ）3型」（第十二章），宣布這才是愛滋病的病因。美國藥廠用這項研究申請專利，推出檢驗試劑。

後來經過重新檢驗，兩種病毒的基因完全相同，法國於是批評美國「偷竊」，引發激烈論戰。當時美國總統雷根與法國總統席拉克還想以政治解決，最後美國承認了法國方面的說詞。

病毒名稱統一為人類免疫缺乏病毒（human immunodeficiency virus），英文縮寫為ＨＩＶ。法國的蒙塔尼博士與另一名科學家成為ＨＩＶ的正式發現人，獲得二〇〇八年的諾貝爾醫學獎。目前人們大多稱為「ＨＩＶ／愛滋」，ＨＩＶ指的是病毒，愛滋指的是疾病。

另一方面，一九七八年在大西洋塞內加爾海岸的維德角群島，發現一名葡萄牙病患的症狀很像愛滋病，但是發病速度很慢，此人很可能是一九六六年在幾內亞比索染病。一九八五年，蒙塔尼博士團隊從這名病患身上分離出病毒，發現是HIV的一種，之後命名為HIV－2型。

接著又在西非各地發現許多染病者。2型病毒也會攻擊免疫系統，跟1型一樣引發伺機性感染。但是2型的病原性與傳染力較低，流行範圍也有限。

愛滋擴散全球

HIV從非洲流行到歐洲，同時慢慢潛伏到西半球。侵入西半球的起點是加勒比海的海地，時間應該是一九六〇年代末期到七〇年代初期。

西非的法語圈（如剛果）在一九六〇年左右接連獨立，並將前宗主國的法國人和比利時人驅逐出境。為了填補教師與技術員的專業缺口，就從法語圈的海地招募約四千五百人。

這些人將HIV帶回母國，使得海地在一九六六年出現第一名愛滋病患。當時海地盛行賣血，遭到汙染的針筒引發大量傳染，同時出口賣血做成的血液原料，讓愛滋病傳染到美國、加拿大與巴西，遍及西半球。另一方面，美國等國家的同性戀觀光客很喜歡去海地，海地的同性戀又帶著HIV偷渡美國，可能也因此擴散疫情。

在這個階段，北美的染病者中九二％都是男同性戀。美國疾病預防管理中心（CDC）盯上一名在加拿大航空擔任座艙長的男同性戀，名叫蓋爾坦．杜加（Gaetan Dugas）。杜加長得帥又精力旺盛，趁著執勤或休假前往北美各地城市，經常參加同性戀的雜交派對。

經過追蹤調查，截至一九八二年四月，美國共有兩百四十八人罹患愛滋病，其中至少四十人與杜加發生過關係。繼美國之後，哥本哈根、倫敦、日內瓦、巴黎、巴塞隆納等歐洲七大城市，也都有男同性戀因免疫缺乏症候群而死。

一九八四到八五年間，確立了抗體檢查方法，非洲大陸、北美、加勒比海、巴西與中南美，東南亞的泰國與柬埔寨等地，立刻出現許多病患確診報告。愛滋病至此進入全球大流行，連異性戀也有愈來愈多人染病。還有許多新生兒在母親胎內或分娩時感染病毒，讓愛滋病從「同性戀怪病」演變為「人類最大的威脅」。

筆者在一九八〇年代中期駐留肯亞，親眼見證非洲大陸爆發愛滋病的光景。筆者在聯合國機構工作，當地職員全都不見蹤影，剩下的人則是整天都在談愛滋病。醫院爆滿，病患只能躺在走廊上，太平間放不下屍體，只好堆在醫院空地上，散發出腐臭味。

疾病大流行通常會引發民眾對病患的偏見與歧視，而愛滋病更打從一開始就湊齊了所有的歧視元素。最早出現的愛滋病患，是經常肛交的男同性戀及共用針頭的毒癮患者，然後再擴散到男女之間的性行為。科學家奮鬥了三十年，還是找不到關鍵療法。

之後發現，男女間透過正常性行為感染愛滋病的機率不到一%；肛交傳染機率則高達三%；如果有梅毒等性病潰瘍還會再上升十倍。這就是為什麼同性戀間，愛滋傳染得特別快。

社會一開始就歧視愛滋病，把它看成邪惡的疾病，目前愛滋病患的自殺率、離職率、離婚率還是比正常人來得高。紐約州衛生局在二〇〇七年做過調查，各地愛滋病患的自殺率是非染病者的七倍到三十六倍。不過隨著抗愛滋藥物普及，自殺率已經減半。

起源是非洲靈長類

免疫細胞是人體的堅強壁壘，到底是哪裡來的超強病毒可以摧毀它？學者不斷在自然界裡尋找最接近HIV的病毒，最後發現非洲產的大部分靈長類（綠猴、白眉猴、狒狒、山魈等），以及牛、加貓、獅子、馬、羊、山羊等動物，身上都有同類的病毒。

學者是碰巧在靈長類身上發現病毒。一九七〇年代，加州大學戴維斯分校飼養了四隻獼猴（亞洲靈長類）當作實驗動物，結果獼猴發生惡性淋巴瘤與伺機性感染而死亡。

在發現HIV的兩年後，才知道害死獼猴的病毒非常接近HIV，所以將這種病毒命名為SIV，病名則是靈長類的愛滋病（SAIDS，Simian AIDS）。

可是當時養在相同環境下的其他非洲靈長類，並沒有發病的跡象。原來非洲靈長類能夠免疫，但亞洲靈長類無法免疫因而病死。

比對基因序列後發現，HIV與SIV的關係非常密切，幾乎可以確定愛滋病的起源就是非洲靈長類。學者澈底研究非洲靈長類的SIV，結果發現四十五種非洲靈長類身上都有各自的SIV。

祖先來自馬達加斯加

目前已知非洲靈長類身上的ＳＩＶ，大概是三萬兩千年前出現在喀麥隆海岸的比奧科（Bioko）島。不少宿主感染後很快就死亡，但後來宿主獲得免疫，自此和平共存。

阿拉巴馬大學團隊發現，非洲喀麥隆到加彭間的熱帶雨林，有兩種黑猩猩的亞種叫做中非黑猩猩（Central chimpanzee）和西部低地大猩猩（Western lowland gorilla），牠們身上的ＳＩＶ基因結構最接近ＨＩＶ－１型，有九〇％相同，但黑猩猩並沒有發病。

另一方面，ＨＩＶ－２型的染病者集中在幾內亞比索、獅子山等西非七國，棲息在這一帶的烏黑白眉猴（sooty mangabey，靈長類獼猴科）身上的ＳＩＶ，基因結構很接近ＨＩＶ－２型。

當地居民為了吃肉而濫殺猿猴，造成數量驟減，已被認定為瀕臨絕種動物。野生的烏黑白眉猴有二〇％到三〇％會自然感染ＳＩＶ，但不會發病。

傳染原因是獵猩猩？

新墨西哥州的洛斯阿拉莫國家研究所（Los Alamos National Laboratory），用超級電腦分析了愛滋病毒的基因資訊變化速度，結論是在一九一〇年到五〇年間，中非黑猩猩的ＳＩＶ突變成會傳染給人類的ＨＩＶ－１型。這種病毒原本與黑猩猩和平共存，很可能是突變之後才傳染給人類；另一方面，ＨＩＶ－２型則在一九四〇年左右出現在幾內亞比索。

可以想像，這種傳染應該起源於當地居民傳統的獵猩猩活動。中非與西非的居民，到現在還有吃猩猩、狒狒等靈長類的習慣。筆者在剛果熱帶雨林進行調查的時候，常常看到路邊堆著烘乾的猩猩肉在賣。這個區域成為愛滋病的流行重災區，並不奇怪。

目前最有力的說法是「獵人說」。獵人在屠宰或烹調黑猩猩的時候，接觸到黑猩猩血液中的SIV，引發病毒突變並傳染給人類。但還有很多待釐清之處，人類很早就開始吃靈長類的肉（第三章），為什麼直到二十世紀，HIV才突然更換宿主為人類？

為何爆發傳染？

這麼短時間內就引發大流行，原因都是人類創造讓病毒傳染的絕佳環境。

（1）黑暗之心假設

HIV誕生於中非叢林中，當地人口分布稀疏，愛滋病有可能是當地的一種風土病。

加州大學的阿密特・奇尼斯教授團隊提出一項說法，中非與西非的法國殖民地農莊，其實早就是愛滋病的溫床。約瑟夫・康拉德（Joseph Conrad）的作品《黑暗之心》即描述了十九世紀後半的剛果慘況，所以用這個名字來提出假設。

當時的農莊都是抓當地居民來當奴隸，工作環境惡劣，為了節省經費就獵捕野生動物給奴隸吃，性工作者也能自由進出農莊。

非洲在一九六〇年左右接連獨立建國，人口隨之暴增。獨立後不久，非洲就進入政治混亂年代，到處都在政變，有一半的國家形成軍政府；在經濟混亂的同時又發生嚴重旱災，各地的傳統農村就此崩解。

人民為了追求工作與收入，大舉湧入城市。城市的貧民窟擠滿了外出工作的年輕人和窮人，還有很多靠性交易來賺快錢的婦女。可以想見HIV就此進入城市，城市成了病毒的培養皿。

（2）大陸橫貫公路

一九七〇年代末期，非洲橫貫公路完工，從大陸中央橫貫東西，冬至印度洋岸的肯亞蒙巴薩，西至大西洋岸的剛果黑角港（Pointe-Noire）。巨大公路成了關鍵的「傳染途徑」，將病毒散播到非洲各地。

公路沿線與國境城鎮一定有性工作者聚集，長程貨車司機進行性交易後，就成了病毒貨運司機，每次卸貨就順便散布病毒，性工作者成為新的媒介，加速傳染。

筆者曾到過尚比亞與辛巴威之間的國境城鎮，這裡的貨物通關要花上好幾天，因而形成城鎮，每天都聚集數百名司機和性工作者。很多女孩從十二歲起就開始當性工作者，我問過其中一人，她說：「戴保險套只能拿五美元，不戴可以拿二十美元，為了養家當然不能戴。」

（3）性行為改變

一九七〇年代發生石油危機，接連引發經濟危機，非洲各地爆發嚴重的政變與內戰，世界各國紛紛派遣軍隊、醫療人員、技術人員前往非洲幫忙，連傭兵都來賺錢。他們從當地婦女身上感染病毒，又帶回母國去。

一九七〇年代，先進國家發動「性解放」運動，開放色情片，性產業欣欣向榮。婚外情與性伴侶盛行，成為病毒繁殖的絕佳環境。開發中國家的貧困階級不斷增加，更多人靠著賣春維生。

（4）針頭傳染

先進國家對開發中地區提供醫療支援，所以到處都有針筒。但是針筒與針頭常常不夠用，因此用過的針頭經常未消毒就重複使用。先進國家所提供的拋棄式塑膠針筒，一旦加熱消毒就會變形，所以通常無法消毒。

WHO表示，一九八六年十一月到八七年三月之間，剛果實施集體接種疫苗，十六萬五千名原住民分五批來接種，但是其中一批只分到七支針頭與四支針筒，所以好幾千人共用一支針筒。

（5）實驗動物論

一九五〇年代起出現小兒麻痺流行，各國急著生產大量疫苗，歐美的藥廠與研究機構也大量進口實驗用靈長類動物（終章）。隨著動物進口，也帶來像馬堡出血熱這種危險的病毒傳染病。

人類在非洲大量捕捉靈長類，同時期，以靈長類為宿主的強大新病毒（如愛滋病毒）突然出現，兩者不能說毫無關聯。

（6）陰謀論

愛滋病大流行的速度超乎常理，於是出現了陰謀論。很多非洲人相信，HIV是美國CIA用基因改造做出來的生化武器，要用來消滅黑人。獲頒諾貝爾和平獎的肯亞婦女旺加里·瑪塔伊（Wangari Muta Maathai），以及南非的前總統姆貝基（Thabo Mvuyelwa Mbeki），都曾經公開提出陰謀論。

曾任WHO職員的英國記者愛德華·霍普（Edward Hooper），在一九九九年出版了一本書《河》（*The River*），書中提到的人體實驗引發全球議論。

美國在一九五〇年代曾經同時開發三種小兒麻痺的活疫苗，其中一種是用黑猩猩的腎臟組織來培養的小兒麻痺病毒。但是腎臟組織受到SIV汙染，SIV也混入疫苗中。

書中指出一九五七到六〇年間，美國在比屬剛果對大約九百萬名兒童進行實驗接種，結果SIV突變為HIV。不僅科學家爭論起此事之真偽，連媒體和愛滋援助團體也加入論戰。但是之後並沒有疫苗引發傳染的證據，現今幾乎沒人認同這項說法了。

多元的HIV病毒家族

近年研究發現，HIV—1的源頭SIV，是由白頸白眉猴與大白鼻長尾猴兩種猴子的SIV，交換基因之後才形成。

HIV原本只有1型，但是經過不斷的突變與傳染，目前演變為「M」、「N」、「O」、「P」四型。「M型」指的是major，代表全球最多人感染的類型；「N型」、「O型」僅限於西非喀麥隆等國家流行；「P型」是二〇〇九年從一名法國的喀麥隆女子身上所發現的病毒，源自於大猩猩。

「M型」又可分為A到K十一種亞型，麻煩的是亞型之間會交換基因，創造新的突變病毒「交換行流行株」，又必須分得更細。

「M型」的「A亞型」與「D亞型」已經適應宿主，可以有效感染陰道內常見的蘭格漢氏細胞（Langerhans cell），讓異性性行為也能傳染病毒。尤其是沿著非洲橫貫公路流行的愛滋病，幾乎都是這兩種亞型。

「B亞型」又稱為「歐美亞洲亞型」，常見於南北美、加勒比海、歐洲、日本、泰國、澳洲，日本九成的愛滋病屬於此亞型，藥害愛滋也幾乎都是此亞型。這個亞型與肛門黏膜細胞的親和性很高，因為它先適應了同性戀的肛交傳染。

但在歐美與日本研發出藥物來抑制HIV之後，「B亞型」的功夫就無用武之地，改為適應異性性行為。至於中南美洲，男女間為了避孕而廣泛進行肛交，「B亞型」也在此大顯身手。

「C亞型」分布於南非、中國、印度、尼泊爾等地，最早發現的地點是衣索匹亞與索馬利亞，目前是傳染最嚴重的亞型，透過異性性行為傳染。

「E亞型」分布於中非與泰國，「F亞型」分布於巴西與羅馬尼亞，「G亞型」分布於加彭與俄羅斯……分布區域莫名分散，說明了非洲與各國之間都有「車手」存在。

以上所有「型」與「亞型」都可以在非洲發現，符合進化論的原理：「以發源地為中心，累積更多突變。」

改變宿主後，病毒更凶殘

許多例子顯示，當病毒成功侵入新宿主體內，會展現驚人的攻擊性。

對非洲靈長類無害的SIV，對亞洲靈長類卻相當致命，就是一個例子。同樣地，黑猩猩的SIV不會讓黑猩猩本身發作愛滋病，但是突變成HIV－1型去傳染人類，毒性就強多了。

當病毒傳染到原始宿主的近親生物，就可能變得凶殘。以原始宿主動物來說，相似種生物之間會爭奪食物與住處，一旦相似種生物闖進原始宿主的生態系，病毒傳染給相似種會變得凶殘，病毒也因此排除了入侵者，有利於原始宿主。就結論來說，宿主操作了病毒。

病毒的突變速度很快，人類的基因（DNA）有雙鏈，無論哪一鏈在複製時搞錯基因情報，另一鏈也能修復損壞部位，穩定保存基因情報。

但是HIV和流感病毒這種RNA病毒只有單鏈，就算複製出錯也無法修復，容易引發突變，這也代表很難製作疫苗。

不會感染HIV的抗性人

血友病是一種遺傳疾病，病患缺乏讓血液凝固的血小板，治療方法是施用以血液加工而成的藥劑，來補充血小板。但是透過捐血與賣血所製造的血液製劑中，少部分混入了HIV，所以全球的血友病患中一〇%到一五%因而罹患「藥害愛滋」。

奇妙的是，有些人接受汙染血液製劑的治療，卻沒有感染愛滋病。而且學者很早就發現，有些進行高風險性行為的同性戀與性工作者，並不會感染愛滋病。

各民族之間，會不會罹患愛滋病的人口比例相差很大。非洲、東亞、北美原住民的愛滋病抗性比例非常低；西歐人的抗性比例則高達八%到一二%；最高是北歐的一八%；俄羅斯一六%。根據以往調查，全球每三百人就有一人具備HIV抗性。

過去的全球大流行，總有人不會發病而生存下來，他們就是隱藏在生物多樣性中的「神明的私生子」。這種抗性人的基因發生突變，改變了與免疫有關的蛋白質，所以能夠抵擋HIV入侵。

最經典的是美國洛克斐勒大學亞倫．戴蒙（Aaron Diamond）教授所提倡的「鑰匙孔論」。HIV專門攻擊人體免疫細胞的核心「T細胞」，造成免疫力衰弱，引發各種「伺機性感染」。T細胞周圍有觸角般的蛋白質CD4保護自己，而且不僅如此，還有名叫CCR5的蛋白質在支援CD4。

但是HIV有帶「鑰匙」，剛好符合CCR5的鑰匙孔，可以輕鬆開門入侵；而愛滋病抗性人的基因沒辦法製造CCR5，反而沒有鑰匙孔讓HIV入侵。

另一種說法是免疫細胞「CD8陽性T細胞」裡具有HLA—B蛋白質，研究這種蛋白質的胺基酸，發現具有特定胺基酸的人，對HIV抗性特別強。

也就是病毒不斷突變想入侵新的宿主，人類的免疫系統基因也會突變來反抗，突變成功的人就是抗性人。

愛滋抗性帶來的傳染病

歐洲很多抗性人，非洲很少，是因為我們的祖先從非洲擴散到全世界之前，沒有這樣的基因缺陷，到了歐洲之後才發生基因突變。北歐人的愛滋病抗性人特別多，合理推測這項突變是發生在北歐。

但是HIV出現的歷史頂多一百年，以遺傳學來說，如果某種突變對自然篩選（自然淘汰）沒有好處，不可能短時間內在團體中形成這麼高的比例。

比較可能的狀況是，過去人類承受某種篩選壓力，讓這項突變產生好處。醫學家與歷史學家合作調查「過去的篩選壓力」，認為最可能的選項是天花與鼠疫。

天花病毒跟HIV一樣，是從CCR5的鑰匙孔入侵。過去多次流行天花，可能有一群人發生了突變，沒有鑰匙孔，撐過天花疫情，他們就是「神明的私生子」的祖先。

此外，學者也比較十四世紀的鼠疫流行程度，與愛滋病抗性人的分布。發現鼠疫愈嚴重的地區，抗性人的比例就愈高。有學者認為，鼠疫也造成了人類基因突變。

包括日本藥廠在內，世界各國都運用愛滋病抗性的原理來研發抗愛滋藥物。可能是妨礙ＣＣＲ５的功能，或改變它的形狀，只要堵住讓ＨＩＶ入侵的「鑰匙孔」，就能預防愛滋病。

美國喬治梅森（George Mason）大學的雷蒙．溫斯特教授團隊發表一種假設：「天花滅絕之後，我們不再接種天花疫苗，可能因此造成影響。」由於世界各國合作接種疫苗，天花病患在一九七〇年代之後急遽減少。

天花疫苗可能抑制了ＨＩＶ－1型的發病。但在天花病患減少後，疫苗接種人數也減少；直到一九八〇年宣布消滅天花後，人們停止接種疫苗，卻反而解放了愛滋病。

學者採集天花疫苗接種者的細胞，以及未接種者的細胞各十人份，培養之後感染ＨＩＶ，結果只有未接種組的細胞被感染，證實了這項假設。但在此要說明，這項實驗仍存在爭議需要釐清。

愛滋病現狀

根據聯合國愛滋病規畫署（ＵＮＡＩＤＳ）的報告，從流行開始到二〇一二年底為止，ＨＩＶ累計感染人數為七千五百萬人，累計死亡人數約三千六百萬人。二〇一二年新增加的ＨＩＶ感染者為兩百三十萬人，愛滋病相關死亡人數為一百六十萬人（圖18）。代表全球人口有〇．八％感染，日本則是〇．一％。

近年來，愛滋病的治療藥物與療法日新月異，許多先進國家從一九九〇年代後半開始，感染人數與發病人數就減少下來。二〇〇一年是疫情巔峰，如果與二〇一二年比較，新增ＨＩＶ感染者減少三三%，愛滋相關死者減少三〇%，新增感染兒童減少五二%。

先進國家中，愛滋病患持續增加的只有日本。二〇一二年新增的HIV感染者為一千零二人（男性九百五十四人，女性四十八人）；巔峰在二〇〇八年的一千一百二十六人；二〇〇七年之後每年大概都是一千人。而當年新增愛滋病患為四百四十七人（男性四百一十八人，女性二十九人），是史上第三高。其中男同性戀約占七成，三分之一是未滿三十歲的年輕人。

累計報告人數（不含藥害愛滋病）在二〇一二年首次超過兩萬人（圖19）。一九八五年到二〇一二年的累計HIV感染者為一萬四千七百零六人，愛滋病患為六千七百一十九人；至於藥害愛滋病，截至二〇一二年五月三十一日累計一千四百三十九人（其中六百八十二人死亡）。如果繼續增加，估計五年後總感染人數將達到五萬人。

由此可知日本人對HIV（愛滋病）的戒心降低了，證據是日本人的HIV檢查件數沒有成長。二〇〇八年有十七萬七千人受檢，但之後每年都停在十三萬人左右。

往後的問題

先進國家人民罹患愛滋病，死亡率最高落在二十到五十歲之間，但如今感染者的平均壽命已經跟健康人差不多。反而是九〇%的感染者集中在開發中國家，這些地區比較貧窮，沒有良好的醫療機會，婦孺等社會弱勢階級感染風險特別高。愛滋病不只威脅人類健康，也促使社會歧視、霸凌病患與病患家屬，在人權上構成嚴重問題。

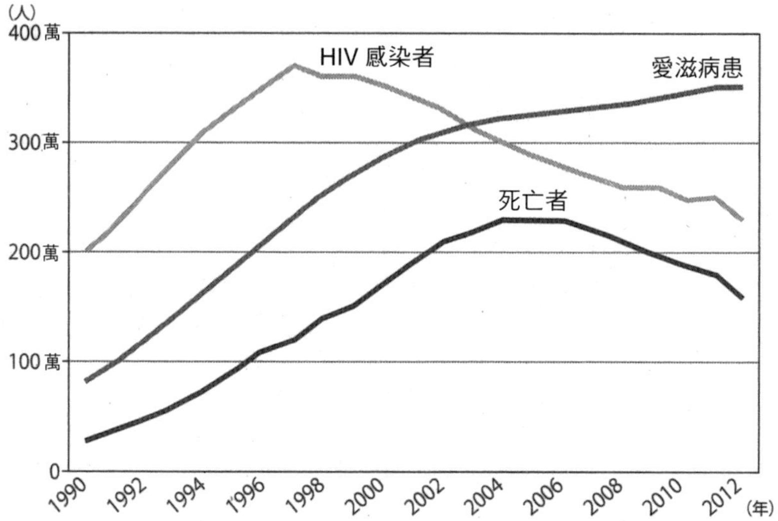

圖18　HIV／愛滋病的推移（1990～2012，摘自USAIDS的2012年報）

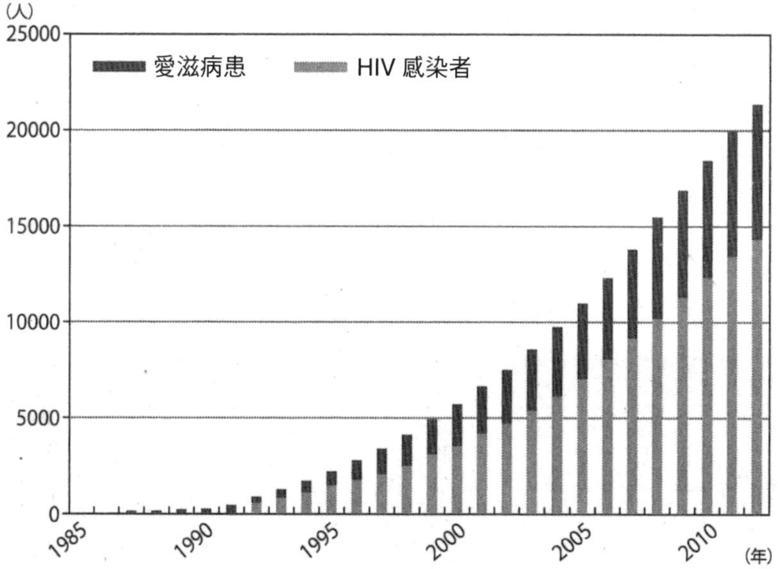

圖19　日本累計愛滋病報告病例（依據日本國立傳染病研究所官網製圖）

荷蘭熱帶醫學研究所的艾立克・亞茲博士，比較一九八〇年代流行初期與二〇〇〇年代之間的病毒，發現病毒的病原性降低，對藥物的效力提升，整體減弱了。如此下去，再過五十到六十年，HIV可能變得對人類無害。

這也可以透過生物進化來解釋。病原體如果感染宿主動物，長時間共同進化，最後會進入和平共存，不再讓宿主發生重大疾病。如果保持強大的病原性，可能會殺死宿主而同歸於盡，兩者和平共存則是雙贏。

過去許多致命的病毒和細菌，也是這樣衰退下來，跟宿主的免疫系統折衝，選擇共存。梅毒在十五世紀末傳入歐洲的時候，傳染力極強，造成多人喪命；然而一百年後的梅毒症狀很輕微，死亡率也驟減；隨著下水道的整備完善，痢疾也變成了弱毒性的菌株。

如果按照理查・道金斯提倡的「利己基因」理論，對病毒來說最有利的寄生方法，就是保持宿主（基因載具）生存，才能不斷自我複製。

因愛滋病而死的名人

因愛滋病而死的名人可是一大票，最顯眼的就是電影演員、音樂家、設計師，這些與藝術和戲劇有關的人。這些行業的同性戀比例較高，想必脫不了關係，讓筆者介紹大家熟悉的名人吧。

最讓人震撼的例子，就是好萊塢巨星洛・赫遜（Rock Hudson），曾演出《巨人》、《戰地春夢》等知名電影，是理想的美國男子形象。一九八四年在電影拍攝期間，變得異常消瘦，而且頸部出現腫瘤，診斷為愛滋病。隔年他承認染病，兩個月後死亡。

美國演員兼舞臺導演及劇作家，安東尼．柏金斯（Anthony Perkins），也是因愛滋病而死。他曾經演出《驚魂記》等作，也曾與女演員貝莉．貝雷森（Berry Berenson）結婚，貝莉在九一一恐怖攻擊中，搭上了衝撞世貿中心大樓的飛機喪命。

蘇聯的芭蕾舞者魯道夫．紐瑞耶夫（Rudolf Nureyev）在五十四歲時，因愛滋病併發症死亡，他曾與英國皇家芭蕾舞團的瑪格．芳登（在國際巡演途中身亡）搭檔近二十年。

以音樂劇《歌舞線上》得過普立茲獎的劇作家尼可拉斯．但丁（Nicholas Dante）也是愛滋病的犧牲者。這齣音樂劇裡有個同性戀角色，承認自己得了愛滋病。

美國職業網球選手亞瑟．艾許（Arthur Ashe）是黑人網球選手的先鋒，染上愛滋病後，四十九歲就過世。為了紀念他的成就，美網公開賽的球場命名為「亞瑟艾許球場」。

一九九一年，ＮＢＡ的超級巨星魔術強森突然宣布感染ＨＩＶ決定退休。醫師發現他是透過異性性行為而傳染，震驚全美。多虧抗病毒藥物與雞尾酒療法有功，他退休後成為企業家，也演出電影和電視。

俄裔美國作家以撒．阿西莫夫（Isaac Asimov）於一九八三年接受心導管手術，卻被輸血傳染愛滋病而死亡。他在科學、語言、歷史方面留下許多著作，最知名的就是科幻、科學啟蒙與推理小說。

日本人就算罹患愛滋病也很少承認，即使網路上引發討論也沒有證據。二〇〇八年十二月死亡的飯島愛女士，官方說她死於肺炎，網路則謠傳她死於愛滋病，甚至還有國外報導。她從色情片演員轉型作家，甚至電視評論家，也積極參與消滅愛滋病的活動。

日本參議院議員川田龍平先生使用血液製劑來治療血友病，但藥物遭ＨＩＶ汙染，他因而罹患愛滋病。後來他成為東京ＨＩＶ訴訟（藥害愛滋病案）的原告之一，二〇〇七年當選參議院議員，致力於藥害、醫療、人權等議題。

第三部

日本列島史與傳染病現狀

第十章
小看麻疹的落後國家：日本

日本是麻疹出口國？

日本曾有句俗話：「像麻疹一樣」，最近已經沒什麼人說了，意思是「就像相思病，年輕人都要病上一回」。可見日本人不太重視麻疹，但它卻是恐怖的傳染病。

日本以世界頂尖的衛生環境與醫療技術自豪，麻疹的疫苗接種率卻非常低，被國際貼上「落後國家」的標籤。厚生勞動省的研究組在二〇一三年九月發表「國內麻疹幾乎已經完全消滅」的報告，比其他先進國家晚了十幾年。

曾經發生過一件事，體現國際是如何批評日本的旅客造成麻疹流行。二〇〇七年六月，東京一所高中的學生與老師共一百三十三人，前往加拿大展開畢業旅行，其中一名學生染上麻疹，住進溫哥華的醫院；其他人在旅行結束後要回日本，出境檢查時卻發現有一人輕微發燒，進一步檢查才發現三十一名學生沒有免疫，航空公司因而拒載。

一九九七年，加拿大國內發生兩百四十七名學生集體感染麻疹，之後就致力於疫苗接種，二〇〇〇年宣布撲滅麻疹。這次的日本高中生事件，在加拿大掀起軒然大波，民眾紛紛抗議：「我們好不容易撲滅麻疹，政府應該強力取締外國來的病原。」

此事發生後，日本外務省罕見發布一則飛航警示，建議所有未滿三十歲且沒有麻疹免疫力的國民，搭機前應接種疫苗。然而WHO表示，光是二〇〇七年，加拿大、美國、澳洲、臺灣等地都遭日本「出口」麻疹。

美國疾病預防管理中心（CDC）在二〇〇八年二月宣布，日本少年把麻疹帶進美國，引發三輪感染。原因是日本少年（十二歲）參加美國賓夕法尼亞州舉辦的世界盃少棒賽，在當地診斷出麻疹遭到隔離。

接著追查出第二輪感染的狀況，包括少年搭乘班機前往美國時坐在他前排的女性、在機場服務的男性，以及來看比賽的男孩與上班族。兩星期後，疫情擴散到德州，十三名男大學生遭到第三輪感染。短時間內有三州共二十八人感染，再次讓人體會到麻疹病毒強大的傳染力。

CDC判定這一連串的麻疹感染，源頭出自日本少年，是因為驗出來的麻疹病毒基因，與日本流行的病毒基因相符。美國的麻疹疫苗接種率超過九五％，在二〇〇〇年宣布撲滅麻疹，所以這次流行再起讓美國相當震驚。

同年七月，北海道洞爺湖町舉辦的「G8高峰會」（洞爺湖高峰會），主辦單位網站也破例刊登了注意事項：「請各位與會者確認是否曾接種疫苗，若無請盡快接種，避免將麻疹帶回國。」

缺乏危機意識的日本

麻疹在日本的讀音為「はしか」，據說由來是西日本的方言「はしかい（又痛又癢）」。而麻疹兩字源自中國，意思是長出來的疹子像麻子一樣。

日本有句俗話說「天花看肚量，麻疹看天命」，意思是「染上天花會在臉上留疤，但染上麻疹會危及性命」。過去幾乎每個人都會感染麻疹，而且害怕它的高死亡率。根據全球資料，五歲以下幼兒的死因總是麻疹、肺炎、腹瀉、瘧疾等疾病名列前茅。

麻疹病毒的傳染力很強，能透過飛沫或接觸傳染；潛伏期十到二十天，發病後會發高燒、咳嗽、流鼻水，全身發疹。攝氏三十八度的高燒會持續幾天，這段時間的傳染力最強。疹子會從臉部擴散到全身上下，幾天後留下色素沉澱，開始康復。

麻疹傳染集中在一到兩歲幼兒，但是日本兒童近年來都沒有接種麻疹疫苗，所以出現不少十幾歲，甚至成年的麻疹病患。每十人感染就有一人併發中耳炎，每二十人有一人併發肺炎，每一千人有一人併發腦炎，死亡率大概是千分之一到二。

厚生勞動省在二〇一三年二月發表「麻疹疫苗接種調查」，指出接種率（總人口的疫苗接種比例）提高到九五・三%，但是國一等齡僅有八八・一%，高三等齡只有八一・四%；而且在二〇〇八年到二〇一一年的四年內，沒有定期接種麻疹疫苗的人多達兩百二十五萬人。

以年齡層來看，麻疹病患最多的是一歲（二四%），接著是六到十一個月（一三%），兩歲以下占了四九%。由於營養改善，治療方法發達，日本的麻疹死亡率與其他先進國家一樣，只有%

〇．一%，但這反而讓日本人缺乏危機意識。

二〇〇七到〇八年間，日本爆發麻疹大流行，總計一萬一千零一十三人感染，可見多麼缺乏危機意識。這次流行的特色，是發病者集中在十到二十九歲，年齡層偏高。年輕人的活動範圍比嬰幼兒要大，所以先在南關東發生局部流行，再擴散全國，甚至擴散到國外。當時有七十三所高中、四所專科、八所短期大學、八十三所大學停課，光是高中生以上年齡層就有一千六百五十七人發病。

三合一疫苗之亂

日本從一九六六年起開始接種麻疹預防疫苗，一九七八年起定期接種疫苗；再來到一九八八年四月，開始接種所謂三合一疫苗（MMR疫苗），是由麻疹（measles）、腮腺炎（mumps）、德國麻疹（rubella）等三種疫苗組合而成。

三合一疫苗的接種對象是一到四歲的嬰幼兒，接種一次等於三次，相當受歡迎。但才開始接種疫苗不久，就出現無菌性髓膜炎的副作用，媒體競相報導。

一九九三年四月，厚生勞動省決定停止接種疫苗，這四年的接種期間就有一千六百八十二人發病。原因是腮腺炎疫苗所使用的病毒，沒有完全消除毒性。

這讓日本父母害怕給孩子接種疫苗，一九七九年四月二日至一九八七年十月一日間出生的人，相當於十二歲到十六歲的中學生，接種率大幅降低。最後三合一疫苗拿掉了腮腺炎，轉為

「二合一疫苗」（MR疫苗）。

一九九八年，英國發表一篇論文指出，接種三合一疫苗與自閉症有關，引發多起訴訟。英國、美國、加拿大、澳洲、紐西蘭等國都迅速減少接種，反而造成許多兒童感染麻疹。二〇一〇年，英國政府委員會的調查報告中，否認了疫苗與自閉症的關聯。

或許疫苗有很多問題，但日本從一九七八年開始定期接種疫苗後，麻疹病例就迅速減少。後來在二〇〇〇年到〇一年間出現大量麻疹病患，引發社會問題。因為民眾在停止接種「三合一疫苗」之後，又不接種麻疹疫苗了。

根據全日本三千家小兒科診所報告，二〇〇〇到〇一年間，有三萬三千八百一十二人罹患麻疹，從這個數字推測，全日本的病患（有到醫院就診）應該高達二十到三十萬人。這個數字遠高過其他先進國家，震驚國際社會。

如果一歲幼兒確實接種疫苗，就能大幅減少麻疹發病人數。日本的小兒科醫師、醫療機構、托兒所、衛生所、政府機構，在二〇〇一年大流行之後推動「滿一歲請接種疫苗」活動，結果確實提升了疫苗接種率，發病人數也明顯減少。

自二〇〇八年起，日本開始回報麻疹病患總人數，該年為一萬一千零十五人，隔年驟減至七百三十二人；二〇一一年四百四十三人、一二年兩百九十三人、一三年兩百八十二人，可說順利控制下來。不過在二〇一四年，才四月六日就已多達兩百五十三人，因為中國與亞洲各國又把麻疹帶進日本。

全球發病人數

ＷＨＯ在二〇一三年一月宣布，二〇〇〇年至一二年這十三年間，全球的麻疹死亡人數降低了七一％。報告指出二〇〇〇年約有五十四萬兩千人死亡，到了二〇一二年驟減至十二萬兩千人，這段期間的發病人數也減半。

一九八〇年以前疫苗尚未普及，每年約有兩百六十萬人死亡，可見疫苗是人類的一大進步；二〇〇〇年的嬰幼兒疫苗接種率為七二％，二〇一二年上升至八四％，相當有幫助。

然而，目前全球每年依然有兩千萬人以上感染麻疹，先進地區的麻疹死亡率雖在〇．一％以下，但開發中地區高達二〇％到三〇％，死亡人口中九五％集中在貧窮國家。

二〇〇九到一〇年，許多國家發生大流行，馬拉威約有十一萬九千人感染，布吉納法索約有五萬四千人，伊拉克約有三萬人，保加利亞約有兩萬兩千人，南非共和國約有一萬八千人。

越南是麻疹的嚴重疫區，國內六十萬名視覺障礙者，許多是麻疹所造成；烏克蘭也持續流行麻疹，二〇一二年的一月到五月間就回報了約九千兩百名病患；烏克蘭人也因為擔心副作用，反對接種疫苗；降低接種率，是造成傳染的原因之一。

二〇一三年到一四年間，亞洲再次流行麻疹，中國約有兩萬七千人感染，二十七人死亡；美國旅客從菲律賓帶回麻疹病毒，疫情擴散，在全美二十個州造成五百八十五人感染，是相隔二十年的麻疹流行。

多元的病毒家族

麻疹病毒可以依據基因分為A到H八種，又根據地區再分為二十三個亞型，亞型都有編號，根據種類與亞型來組合分類。

二〇一一年起，國際監控機制發現了「B2」、「B3」、「D4」、「D8」、「D9」、「D11」「G3」、「D1」這八種麻疹病毒；一九九〇年起又發現其他十一種。麻疹與人類相處已久，才會分得這麼複雜。

這些基因型各自分布在特定區域，比方說日本幾乎都是「D9型」。在美國發病的日本少棒選手，就是驗出這一型，所以才確定是從日本帶到美國。

中國流行「D1型」，印度是「D4型」、「D7型」、「D8型」，歐洲是「D7型」、「D8型」，非洲是「B2型」、「B3型」、「C型」、「D2型」、「D3型」、「D4型」。但是隨著人類四處移動，各地流行的亞型也會互相入侵。

根據日本國立傳染病研究所指出，日本麻疹疫情在二〇〇六到〇八年從「D9型」轉變為「D5型」（曼谷型）為主。而且觀察二〇〇九年後回報的病例，有從泰國進來的「D9型」（在山形縣發現），可能來自印度的「D8型」（沖繩縣）；二〇一〇年有來自中國的「D1型」（北海道與茨城縣），來自印度的「D4型」（北海道），來自菲律賓的「D9型」（愛知縣、三重縣）。

二〇一二到一三年間，可能是由在成田機場工作的女性散布了「D8型」麻疹，造成愛知縣沒有出國經歷的幼兒，以及岐阜縣、山梨縣都有人發病。這次病患的病毒基因都相同，近年來相同基因序列的「D8型」，在歐洲、美國、澳洲、中東、印度等世界各地都有病例回報，可見它隨著人口移動擴散到東半球。

自然界的麻疹病毒

麻疹病毒（Morbillivirus）是副黏液病毒科（Paramyxoviridae）的麻疹病毒屬，這種病毒不只會傳染給人類，還會傳染家畜與野生動物，引發大量死亡。

麻疹病毒的宿主包括狗、狐、狸等犬科動物，還有貂、鼬、浣熊、貓熊、紅貓熊、海狗、海獅、海豹，甚至獅子、老虎、豹等大型貓科動物，廣泛分布於自然界中。

麻疹病毒屬的主角原本是「麻疹病毒」、「犬瘟熱病毒」、「牛瘟病毒」，近年來還有傳染給禽類的麻疹病毒屬「新城雞瘟病毒」（Newcastle disease virus）；澳洲有馬傳人的「麻疹肺炎病毒」。

一九八七年，棲息在俄羅斯貝加爾湖的貝加爾淡水海豹突然大量死亡，大約有一萬隻，從屍體中驗出了「海豹麻疹病毒」。一九八八年，歐洲北海到波羅的海間的海豹也染病，約有一萬八千具海豹屍體漂上岸。

另外在一九八七至八八年間，美國紐澤西州到佛羅里達州的大西洋沿岸，有七百多隻寬吻海豚的屍體漂上岸，相當於在該沿岸迴游的寬吻海豚的一半；一九九〇至九三年間，地中海沿岸也有一千多隻斑海豚暴斃。於是將造成暴斃的病毒稱為「海豚麻疹病毒」。

從牛傳染病突變而來

在麻疹病毒屬中，最接近麻疹病毒基因序列的就是牛瘟病毒。很可能就是牛瘟病毒，突變為人類的麻疹病毒。

目前的家畜牛，可能是西元前八千年左右在印度、中東、撒哈拉沙漠以南，由古代野牛（Aurochs）改良而來。證據是這些地區的基因型最多元。後來牛也成為人類最重要的家畜，舉凡牛肉、牛奶、牛皮、牛角，牛可以供應糧食與日用品材料，還可以出力耕作、搬運物品。

從家畜化歷史來看，牛瘟病毒突變為麻疹病毒的時間，應該在距今五千年前左右。有學者考察古代文獻，確實出現類似麻疹的症狀，是在七世紀左右。

東北大學研究所醫學研究系的古瀨祐氣教授團隊，比較兩種病毒的基因，認為應該是在十一到十二世紀發生分化。

麻疹病毒需要有二十五萬到三十萬的人口，才能夠穩定生存下來。先前應該多次從牛傳染給人，但都只有短暫流行，直到十一至十二世紀左右，人口才成長到一定規模，病毒才總算穩定生存下來。原本有其他說法認為，更早之前就發生過麻疹的集體流行，若根據此說法，應該要重新審視相關歷史。

世界的麻疹史

最早的類似麻疹紀錄，可以追溯到七世紀。十世紀左右，世界各地孩童都罹患這種疾病。最早記錄下麻疹的是波斯哲學家、醫師，拉齊（Rhazes，八六〇～九三二）。他認為這並非傳染病，只是單純的自然現象，就像孩童掉乳牙般自然。

到了十四世紀，中國明朝出版的醫書《古今醫鑑》中首次提到麻疹兩字。把麻疹與天花帶進新世界的人，就是哥倫布團隊。這些疾病對完全沒有免疫力的原住民造成了毀滅性的影響；西班牙人把麻疹帶到古巴，一五二九年造成三分之二的原住民死亡；兩年後，宏都拉斯的大流行造成人口減半，並擴散到墨西哥與其他中美地區（第三章）。

美國東岸在十七世紀末葉到十八世紀前葉之間，每兩、三年就會流行麻疹，造成多人死亡。一九一二年發生第一次大流行，造成一萬兩千人死亡。

一七五七年，蘇格蘭醫師在病患血液中發現麻疹病毒。之後麻疹在各地流行，冰島、格陵蘭、阿拉斯加等高緯度區，夏威夷、薩摩亞、法羅群島、澳洲、紐西蘭等南太平洋的「淨土」，都有九成以上的原住民染病，情況非常嚴重。

麻疹在一八五〇年代消滅了夏威夷兩成人口；一八七五年消滅斐濟三成人口；十九世紀幾乎把印度洋安達曼群島的居民消滅殆盡。

戰亂促進麻疹流行

戰亂總是帶來麻疹流行。第一次、第二次世界大戰，波灣戰爭，剛果內戰，索馬利亞內戰，都造成麻疹流行。史學家威廉．麥克尼爾（William McNeill）在著作《瘟疫與人》（*Plagues and*

Peoples）中提到，過去一百五十年間，麻疹至少奪去了兩億多人的性命。

一九五四年，美國哈佛大學分離出麻疹病毒，美國在一九六三年首次批准麻疹疫苗，澈底改變麻疹歷史。原本美國境內每兩到三年就會流行麻疹，每次流行都造成三百萬到四百萬人發病，五百人左右死亡。疫苗普及後，發病人數驟減九九％。

但在一九八五至八八年間，接種過疫苗的孩童卻接連感染麻疹；一九八九至九〇年間更有五萬五千六百人感染，一百二十三人死亡，九成死者不到五歲。研究證實，只接種一次的效果不夠好，所以接種標準改為五歲到十九歲，而且要接種兩次。

WHO的目標是撲滅全球的麻疹，南北美洲從二〇〇〇年起，本土的麻疹發病人數就已降至零；日本加入的WHO西太平洋辦公室，以二〇一二年為撲滅目標，但是有日本與中國這麼多人口，實在很難達成；地中海沿岸、歐亞大陸的目標是在二〇一〇年撲滅麻疹，卻因缺乏購買疫苗的資金，無法達成。

日本的麻疹史

日本人認為麻疹是可怕的傳染病，任何人都得得過一次，所以各地都有關於麻疹的紀錄、傳聞和民間信仰。平安時代的文獻首次出現「赤斑瘡／赤瘡（あかもがさ）」，一般認為這指的正是今天的麻疹。日本歷史上最早的麻疹流行紀錄，是平安時代的歷史故事《榮花物語》中，「嶺之月」一章所提及的長德四年（九九八年）。

文中提到，「今年又發生往年的瘡病，長出小小紅紅的瘡斑……」。瘡病指的是天花，而紅瘡病就是麻疹。當時麻疹肆虐平安京，造成多名貴族死亡，政治陷入混亂。

當時是藤原道長（九六六～一〇二八）的權力巔峰，他的三個女兒都嫁給天皇，成為不可一世的攝政官；但在他最寵愛的么女嬉子（冷泉天皇之母）染上麻疹喪命後，此後便與天皇家漸漸疏遠，加上自身時常染病，從此失勢。

平安時代到鎌倉時代，瘟疫肆虐外還有大地震、火山爆發、大火災、饑荒、戰爭等天災人禍，當時的對策只有更改年號，稱為「災異改元」。

日本史上執行過一百〇二次災異改元，其中七十一次集中在平安、鎌倉時代。改元理由有十二次是天花流行，七次是麻疹，可見這兩種傳染病多讓日本人害怕。

比方說建長八年（一二五六年）十月五日改元為康元元年，就是因為秋天有麻疹從京都傳到鎌倉，造成大流行。後來還傳染了深草天皇、宗尊親王、執權北條時賴、北條時實之妻、北條長時之子。時賴的女兒、藤原賴嗣將軍、問注所執事三善康連都病死，北條時賴也病危，幸運康復後退下執權大位，出家修佛。

德川綱吉將軍的下場

到了江戶時代，每隔二十五到三十年還是會流行麻疹，光是文獻記載，江戶時代就有十三次大流行。江戶百姓把「疱瘡（天花）」、「麻疹」、「水疱瘡（水痘）」稱為「御役三病」，衷心期望這三種病能快快消失。

天花與麻疹的死亡率最高，每次流行都造成多人死亡。例如享和三年（一八〇三）的流行規模最大；前一年在朝鮮半島流行的麻疹經過對馬海峽登陸長門，然後傳到西日本。

文久二年（一八六二年）六到七月的大流行，根據奉行所向各座寺廟蒐集來的資料，光是江戶就有二十四萬人死亡，是日本史上單一麻疹疫情最多的死亡人數。《武江年表》（武藏國江戶年表）對此有紀錄道：「眾人皆染此惡疾，不分貴賤男女。」

日本史上因麻疹而死的人物中，最有名的就是頒布「憐憫生命令」的第五代將軍德川綱吉。綱吉從小在大內長大，小時候以為他對麻疹免疫，但在寶永五年（一七〇八年）冬天，江戶發生麻疹大流行，連江戶城內都有人發病，綱吉最後因麻疹併發症喪命，享年六十四歲。

日本人為了慶祝兒童長大的「七五三節」，據說起源於天和元年（一六八一年），是為了祈求館林城主德川德松（綱吉長子）身體健康。日本各地有許多節慶活動，當時嬰幼兒因傳染病和營養不足，死亡率很高，不知道能不能活到七歲。七五三就是慶祝小孩平安活到七歲，不必再擔心了。

從將軍到百姓，當時人們相信只要染上天花或麻疹，就得把衣服、棉被全都換成紅色，才能驅趕病魔。

「內藤紀念藥品博物館」（岐阜縣各務原市）收藏許多錦繪，描述病人康復後盛大慶祝的光景，這就是十九世紀初才出現的「麻疹畫」（ハシカ絵）。麻疹畫裡的人物多為成年人，可見這不是孩童才有的疾病。

第十一章 無法斷絕德國麻疹的日本

再次流行打擊懷孕世代

孕婦在日常生活中最害怕的傳染病，就是德國麻疹。如果在懷孕第四週之前感染德國麻疹，有一半胎兒出生後會罹患「先天性德國麻疹症候群」（CRS），並可能導致胎兒死亡、流產、先天失聰、失明等風險。

二〇一二年，德國麻疹再次流行，打擊了懷孕世代，許多胎兒罹患CRS。日本國立傳染病研究所收到的通報，就有三十五人（圖20）。自從一九九九年統計以來，這是最高的數字；第二高是二〇〇四年的十人，但也只有這次的三分之一。

除了胎兒之外，一般人感染德國麻疹的症狀都算輕微，例如輕微的感冒症狀，發燒熱度也不高。全身會發紅疹，淋巴結會腫脹，有關節痛、關節炎等症狀。症狀發生期間只有三天左右，日本曾稱呼它為「三日麻疹」，帶原者大約在發疹前後一星期會釋放病毒。

日本國內的德國麻疹染病人數，在二〇〇四年達到約四萬人，之後慢慢減少，目前每年僅幾百人。但是二〇一一年亞洲突然爆發流行，許多男性在國外染病後帶回國內工作崗位，導致二〇一二年的病例數暴增到約兩千四百人。

二〇一三年更來到約一萬四千人，是去年的六倍，也是自二〇〇八年全國統計以來的最高紀錄。疫情從首都圈、關西圈爆發，擴散到東海與九州等地區。這些德國麻疹病患有八成是二十到四十歲的男性，而且都沒有接種過德國麻疹疫苗。

這一年，職業摔角團體「諾亞」在開賽前用廣播呼籲民眾接種德國麻疹疫苗，因為諾亞旗下十名選手有三名接連染病而缺席，可見連凶悍的職業摔角手也贏不了德國麻疹。

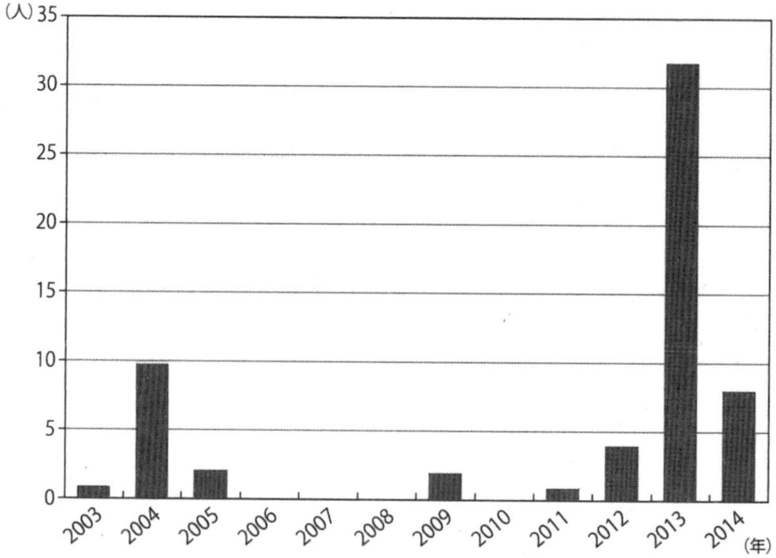

圖20　德國麻疹造成的CRS病例數（依據日本國立傳染病研究所公告資料製圖）

日本是德國麻疹疫情最嚴重的前三名

日本的大流行受到世界各國媒體報導，美國疾病預防管理中心（CDC）在二〇一三年六月提出警告，日本正在流行德國麻疹，請盡量不要前往。如果是沒有接種過疫苗，或沒有得過德國麻疹的孕婦，請不要在疫情結束之前前往日本。警告等級分一到三級，這次的警告屬於第二級。

接著是加拿大衛生部呼籲旅客盡量不要前往日本。這兩次警告，都把日本當成有公共衛生疑慮的開發中國家，對觀光大國日本來說真是可恥。

WHO在二〇一四年二月發表週報，其中提及全球的德國麻疹疫情，日本、波蘭與羅馬尼亞並列「德國麻疹三大疫區」。

二〇一三年到一四年，全球八十四個國家有病例報告，其中感染人數超過一千人的國家，除了以上三國還有俄羅斯、烏克蘭、印尼、南非、烏干達、中國，共九個國家。CSR病例數字中日本也排在第七名，僅次於越南與尚比亞，是疫情最嚴重的先進國家。

有鑑於德國麻疹大流行，厚生勞動省的專門委員會在二〇一四年一月訂出方針要遏止疫情，重點是針對沒有免疫力的成年男性施行預防接種，希望在東京奧運前完全撲滅德國麻疹。

先天性德國麻疹症候群的影響

進入二十世紀，美國每六到九年就發生一次類似德國麻疹的流行，歐洲則是每三到五年一次，但是一直被誤認為麻疹或猩紅熱。

一七四〇年，德國醫師費德里希．霍夫曼（Friedrich Hoffmann）首次發現這種疾病。一七五二年與一七五八年，德國醫師報告了疫情流行，各界因而稱之為「德國麻疹」。一八六六年的印度大流行，英國皇家砲兵部隊的軍醫亨利．比爾將其命名為「rubella」，在拉丁文的意思是「小紅斑」。

一九四〇年在奧地利發生大流行，隔年一九四一年，陸軍眼科醫師諾曼．格雷格檢查七十八例的先天性白內障，發現有六十八例是母親在懷孕時即感染了德國麻疹。

此外，這些病例通常心臟都有異常，所以格雷格警告德國麻疹可能對胎兒有害。醫學界起初否認這項說法，但最後證實了德國麻疹對孕婦的影響。

如果婦女沒有抗體，或抗體價數太低，又在懷孕初期感染德國麻疹，胎兒就可能出現障礙。如在懷孕第四週感染，障礙機率為五成以上，第五到八週為三五％，第九到十二週為一五％，第十三到十六週為八％，第二十週之後幾乎沒有影響。至於先天障礙包括「聽覺」的內耳性重聽，「視覺」的白內障和綠內障，「心血管」的心臟室中隔缺陷、肺動脈狹窄等等。

六〇年代的全球大流行

一九六二到六五年間，歐洲發生德國麻疹疫情並擴散全世界，也波及到美國。一九六五年，美國有一千兩百五十萬人感染，結果造成一萬一千兩百五十件早產，兩萬件流產，兩千一百名新生兒死亡。

光是紐約州，就有一％的新生兒出現異常，全美更有超過兩萬名CSR幼兒。其中聽力障礙一萬兩千人，視力障礙三千五百八十人，精神障礙一千八百人，經濟損失估計超過一億五千萬美元。

當時「孕吐」特效藥「沙利度胺」（thalidomide），又剛好被發現會造成胎兒先天異常，社會大亂，孕婦可說流年不利。

隨著美國的德國麻疹障礙兒童增加，各界開始爭論是否該批准墮胎。正反雙方激烈辯論，反對派殺死了做墮胎手術的醫師，炸掉墮胎診所，運動之激烈可比「內戰」。

一九七三年一月，聯邦最高法院判決墮胎合法，就是因為CRS的病例太多。德國麻疹在疫苗不普及的開發中國家流行，又被帶進先進國家，導致先進國家突然發生流行。

英國在一九九三年與九六年發生流行，推測是外來移民造成傳染。一九六七年加拿大有四千人發病；一九九八年墨西哥有七千人發病；一九九八到二〇〇一年義大利有超過兩萬人發病。

二〇一三年一月開始，波蘭報告了兩萬一千兩百名德國麻疹病患，為睽違六年的大流行。二〇〇四年波蘭實施兩劑式的德國麻疹疫苗接種，但只有女童接種，可能就是流行的原因。這次流行，打擊了歐盟在二〇一五年底撲滅德國麻疹的目標。

擴散到沖繩的CRS

一九六四年，沖繩還在美國的統治之下，美國的疫情也被帶到沖繩來。從美國本土參加越戰的美軍，會先來到沖繩，可能因此帶入疫情。這次疫情，造成沖繩在一九六五年生出四百零八名障礙兒童（約占當年出生人口的二%）。

沖繩縣內各地學校在一九六九年，設置了德國麻疹障礙兒童專班。專班在一九七八年獨立出來，改制為聽障兒童學校「北城聾學校」，共有十九班一百四十人就讀。學校後來開辦高中部，設置普通科與職業科；一九八四年三月，所有學童都已畢業，結束了該校短短的六年歷史。

在日本也有德國麻疹造成墮胎案件增加，以及親友強迫孕婦墮胎的新聞。有專家認為實際的墮胎數字，是CSR孩童人數的數十倍，墮胎對染病孕婦來說可謂重大的抉擇。

鎌倉時代就有德國麻疹

日本很早就認識德國麻疹，比方說鎌倉時代的史書《吾妻鏡》描寫寬元二年（一二四四年），大納言家和將軍家接連有人罹患「三日病」，當時可能被誤認為輕度的麻疹，但應該就是德國麻疹。之後的文獻中，也不時可見「三日病」的蹤跡。

致力發掘名醫遺著與文獻的富士川游醫師（一八六五～一九四〇），在著作《日本疾病史》（一九一二）中提到，永和四年（一三七八）到安永八年（一七七九）間有五次德國麻疹大流行。

中島陽一郎的著作《疾病日本史》（二〇〇五年）指出，德國麻疹通常會跟著饑荒一起出現。南北朝時代的公卿三條公忠在日記《御愚昧記》中，提到天授四年（一三七八）的光景：「近日，天下流行三日病，不分貴賤皆染之。」

在慶永十五年（一四〇八）到寬政四年（一四六三）間也發生流行，史書描述其慘狀曰：「餓死數千人，病死不計其數。」安永八年（一七七九）的全國大流行，病死者高達數十萬。

天保六年（一八三五）的病死者有十多萬，隔年就發生「天保大饑荒」，據說百萬人餓死。當時的德國麻疹症狀比現在嚴重，可能讓人民久病不起，無法務農，也更加重了饑荒。當時日本將此病稱為「三日麻疹」，以和麻疹區分。

後來日本將德國麻疹稱為「風疹」，「風」在中文裡代表致病的邪氣，「疹」則是皮膚表面的小紅斑或腫包。

進入明治時期，每五到九年就會在春夏之際發生大流行，近年來則是一九六四到二〇〇四年間有五次流行。據說得過德國麻疹能終生免疫，但當免疫力降低，或接受癌症治療而抑制免疫力時，也可能復發。

德國麻疹病毒的基因

德國麻疹病毒是披膜病毒科（Togaviridae）德國麻疹病毒屬（Rubivirus）。「toga」指的是古羅馬人身上披的長袍；德國麻疹病毒披著厚厚的膜，看來像一襲長袍。自然界找不到德國麻疹病毒的近親，只會人傳人，並不知道起源為何。

德國麻疹病毒可以大致用基因序列分為「1型」和「2型」兩組，然後再細分為十三種亞型。每個地區流行的型都不同，因此可以分析病毒型來追溯流行路徑。目前分布於全世界的是「1型」，從基因變化來看，首次流行應該源自一九四〇年代。

日本在二〇〇四年爆發的疫情大多是基因型「1j」，這一型只在日本與菲律賓流行。但是研究二〇一二年的疫情，發現一百五十例中有八二％為「2B」，接著是一七％的「1E」。「2B」原本流行在中國與越南，可見二〇一二年的新疫情是源於亞洲。

全球大流行的原因，可能是戰爭造成的人口流動。一九四〇年（第二次世界大戰期間），奧地利發生的大流行震央就在軍隊裡。沖繩的德國麻疹流行，也與越戰有關。美國陸軍在移動過程中，士兵集體傳染風險最高的傳染病，就是麻疹、腮腺炎與德國麻疹。

「2型」在亞洲與歐洲的小區域流行，應該是十九世紀中葉就開始擴散，也可能與更早的型交換了。

疫苗大混亂

美國在一九六二年成功分離出德國麻疹病毒，以病毒株做出了弱毒性的疫苗。之後疫苗普及，美國在二〇〇四年宣布撲滅德國麻疹。但是旅行者與移民繼續從國外帶進病毒，引發零星傳染。

日本比美國晚了八年（一九七〇年），才從病患身上分離出病毒株製作弱毒性疫苗。最初各界爭論該讓誰接種，是學美國讓所有幼兒都接種，還是學英國只讓國中女孩接種？最後日本在一九七七年採用英國模式，只讓國中女生接種疫苗。

這兩種方式馬上就分出優劣。美國的德國麻疹病患驟減，CSR胎兒人數趨近於零，甚至宣布撲滅了德國麻疹；另一方面，英日模式的男童沒有免疫力，以致仍有零星流行。最後日本別無選擇，只能改用全面接種的美國模式。

一九八九年四月起，出生十二個月到六歲間的幼兒要定期接種麻疹疫苗，但也可以選擇三合一疫苗（麻疹、流行性腮腺炎、德國麻疹，又稱MMR疫苗）。

幼兒全面接種疫苗之後，不再出現全國規模的大流行。但是許多接種三合一疫苗的幼童，卻因疫苗中的腮腺炎病毒株而感染「無菌性髓膜炎」，家長們憂心忡忡。於是四年後的一九九三年四月，日本停止接種三合一疫苗（第十章）。

無菌性髓膜炎的症狀包括發燒、頭痛、嘔吐。根據厚生勞動省研究小組報告（二〇〇七年），每兩千兩百八十二人接種，就有一人發病；其他單位調查也顯示，每一千到三千人就有一人發病，但造成嚴重後遺症的機率很低。

日本在一九九四年修訂了《預防接種法》，一歲到七歲半（十二個月到九十個月）間的幼兒要全面接種德國麻疹疫苗。日本之後就不再發生德國麻疹大流行，二〇一〇年的病例數為八十七人，且全年沒有CSR病例。

如今日本兒童要接種兩劑式疫苗，效果更好。不過在一九九〇年四月一日前出生的人，幼年只接種過一劑疫苗，還是有染病風險。專家呼籲，想懷孕的婦女務必要接種第二劑疫苗。

與其他先進國家疫苗的落差

包括德國麻疹在內，可以用疫苗防治的傳染病（VPD）都有一個預防評分，而日本在先進國家之中的評分是最低等級。日本與其他先進地區的疫苗政策，一直都有「疫苗落差」。美國有負責疫苗接種政策的單一機構，疫苗接種諮詢委員會（ACIP），但日本還沒有這種機構。麻疹、水痘、腮腺炎、結核病，先進國家中大概只有日本仍在流行這些疾病。

二〇一三年四月，日本將Hib疫苗（乙型流感嗜血桿菌疫苗）、肺炎鏈球菌疫苗、人類皰疹病毒疫苗，從自行接種改成定期接種。二〇一三年底，《預防接種法》規定幼兒水痘疫苗與老年人肺炎鏈球菌疫苗要定期接種。

但是三歲以上的水痘疫苗、腮腺炎疫苗和B型肝炎疫苗，到現在還是自行接種的疫苗，如果要自費接種，負擔很大。WHO從一九九二年起推薦定期接種B型肝炎疫苗，目前全球已經有約一百八十個國家定期接種。

在日本，只有懷孕期間發現B型肝炎帶原，才能用健保接種。厚生勞動省估計，日本有一百一十萬到一百四十萬人帶原。

WHO估計全球約有兩億四千萬名B型肝炎帶原者，每年約七十八萬人死亡；尤其是撒哈拉沙漠以南的非洲、中國、東南亞，病例最多。據說疫苗可以預防九五%的B型肝炎，但是尚未研發出C型肝炎疫苗。

預防接種的空窗期

二〇〇六年四月起，日本的三合一疫苗排除了有副作用問題的腮腺炎疫苗，成為麻疹、德國麻疹混合疫苗（MR疫苗）。但是在三合一疫苗停止接種期間，也就是一九七九年四月二日到一九八七年十月一日，出現了沒有接種德國麻疹疫苗的空窗期。

這段期間出生的一千兩百五十萬人，有過渡疫苗可以接種，但實際接種人數大約只有四成，即四百九十萬人。也就是說四十九歲以下的日本人，約七百六十萬人沒有德國麻疹免疫力。二〇〇〇年起，這個年紀的婦女開始結婚生子，必須擔心懷孕時感染德國麻疹，引發CSR。

二〇一一年度國家調查發現，二十至五十歲的男性有一五％（二字頭八％，三字頭一九％，四字頭一七％）不具德國麻疹抗體；另一方面，二十至五十歲的女性中五％沒有德國麻疹抗體，一一％抗體價數太低，缺乏防疫效果。

日本人出國前須接種的疫苗清單裡面，並不包含德國麻疹疫苗，這個世代的人可能在國外感染德國麻疹，再帶回日本，在國內造成流行。二〇一二年到一三年的大流行，可能因此發生。

現行制度從二〇〇六年開始，一歲與就讀小學前共須接種兩次疫苗，兩次都是公費支付。但在舊制度時沒有接種過的人，原則上要自費接種。目前通常由男性傳染給女性，因此男性接種是當務之急。國立傳染病研究所指出，目前德國麻疹疫苗副作用較低，安全性較高。

國立傳染病研究所在二〇一三年調查了已知病患的傳染途徑，發現三一．六％是職場傳染，一八．九％為家庭傳染，四％來自學校傳染，〇．四％是醫療機構傳染。可見德國麻疹不只是兒童傳染病，而是成人傳染病了。

拍成電影的德國麻疹

說到染上德國麻疹的名人，第一個就是美國大聯盟職棒選手卡提斯．普萊德（Curtis John Pride）。他從一九九三年的蒙特婁博覽會隊，打到二〇〇六年的洛杉磯天使隊才退休，期間當過波士頓紅襪、紐約洋基等八隊的外野手。

普萊德生於馬里蘭州，小時候得過德國麻疹，留下重聽的後遺症。他生於一九六八年，但美國一九六九年才開始接種德國麻疹疫苗，等於掃到大流行的颱風尾。普萊德十項全能，十六歲就參加第一屆U—17足球世界盃（於中國舉辦），踢進兩球。

戶部良也的著作《青春紀錄——遙遠的甲子園．十六人為聽不見的棒球聲奮戰》（雙葉社出版，一九八七年），實際描寫沖繩「北城聾學校」棒球隊，在一九八三年夏天參加了夏季高中棒球聯賽的沖繩縣大賽。

這本書後來由大澤豐導演改拍成電影（一九九〇），並由山本治（おさむ）改編成漫畫，甚至有電視劇和舞臺劇。當時棒球制度不允許身障者參加比賽，但他們還是參加了沖繩縣預賽，可惜最後因分數相差太多而提前結束，是個青春故事。

提到德國麻疹的小說中，最知名的應該是阿嘉莎．克莉絲蒂的《破鏡謀殺案》。此書出版的年分，歐洲正好流行德國麻疹。本書在克莉絲蒂的經典角色名偵探瑪波系列中，堪稱第一傑作。

本書背景是瑪波小姐居住的恬靜小鄉村中，一名美國的知名女演員搬來村裡，村子開派對歡迎，卻有一名當地婦女在派對上遭毒殺。案子背後的隱情是兩人曾經見過面，女演員當時懷孕，被這名婦女傳染了德國麻疹，結果生出嚴重障礙的孩子。

第十二章
繩文人帶來的成人T細胞白血病

分布不均的ＨＩＶ兄弟

日本人經常罹患一種血癌，稱為「成人T細胞白血病」（ＡＴＬ）。這是一種成年之後才會出現症狀的白血病，症狀是掌管免疫的T細胞會異常增生。這種病來自「人類T細胞白血病病毒1型」（ＨＴＬＶ－1），在此稱為「T細胞白血病病毒」。

一般民眾不太清楚，其實日本國內有超過一百萬名帶原者，但發病人數非常少。可是一發病，死亡率就很高。

無論在日本或全球，這種病毒的帶原者分布極度不均，相當怪異。這現象隱含著人類悠久的歷史，也影響了日本起源論。

日本學者在成人T細胞白血病的研究上，可謂獨步全球。一九七三年，京都大學醫學院附設醫院的高月清醫師，診察一名從九州前來求診的白血病婦女。高月發現一般白血病都是淋巴球所造成，而這名病患的白血病細胞卻來自T細胞。高月醫師在一九七七年，提出了「成人T細胞白血病」的研究報告。

京都大學病毒研究所的日沼賴夫教授團隊，從這種白血病的培養細胞中發現了病毒。癌症研究所的吉田光明博士，分析病毒的基因結構，命名為「人類T細胞白血病病毒」，但此時還不清楚病毒的真面目。

直到發現愛滋病毒（HIV）的三年前（一九八〇年），才終於鎖定病毒的真面目。曾經搶當愛滋病毒第一發現者的美國國家衛生研究院（NIH）羅伯特・賈羅博士，從加勒比海的黑人身上分離出致病病毒。

此病毒與HIV有很多相似處，賈羅博士甚至一時將HIV命名為「T細胞白血病病毒3型」。兩者都是RNA型的反轉錄病毒，也都是「癌病毒」。多虧發現了HTLV，才加快愛滋病的研究。

另一方面，長崎大學的日野茂男教授團隊，於一九八四年找出了傳染途徑，即母親感染病毒之後，透過母乳傳染給嬰兒的「母子傳染」。找出傳染途徑之後，有九成以上的嬰兒擺脫了感染風險。

即使感染T細胞白血病病毒，每二十到二十五人也只有一人發病。潛伏期通常可達幾十年，發病年齡平均為六十一歲。在人類通常活不過五十歲的年代，這種病患也很少，直到戰後民眾壽命延長，這種病才成為問題。

被當成風土病

化學療法對「T細胞白血病」無效，相當難治療，一旦發病，平均存活期間只有一年左右，兩年存活率只有三成左右，是很危險的疾病。但這種疾病一直沒有受到各界矚目，原因應該是潛伏期太長，而且發病機率低。

厚生勞動省在一九九一年提出的「T細胞白血病病毒」報告書中認為，「此病的地區差異過大，各地方政府自行裁量，應較全國統一處理更有效率。」可見當時日本政府把它當成一種風土病。

此病不像愛滋病那麼受到重視。日本的愛滋病發病人數累計約兩萬人，就算加入未回報的人數應該也只有五萬人。但是T細胞白血病病毒的帶原者就超過一百萬，是愛滋病的二十倍以上。

名古屋市立大學的上田龍三教授研發出有效的治療藥物，有一半病患得以康復或好轉；另一方面，大阪大學免疫學前線研究中心的坂口志文教授團隊，也正在研發疫苗。

發病機制

反轉錄病毒有RNA基因，只要感染宿主，就會把自己的RNA組裝到宿主的DNA上，開始自我複製（繁殖）。就像擅自住進別人家，生了一大堆小孩，還白吃白喝、大肆揮霍，讓這戶人家瀕臨破產的感覺。

血液中的白血球是防禦細胞，負責免疫功能。白血球有很多種，其中二〇%到四〇%是淋巴球。淋巴球由骨髓製造，其中又有七〇％到八〇％是「T細胞」，負責指揮整個免疫反應。

顧名思義，「T細胞白血病病毒」是專門感染T細胞來引發白血病，破壞免疫的關鍵。主要傳染途徑有：（1）母子傳染（約六成）；（2）性行為傳染（約兩成）；（3）輸血與其他傳染（約兩成）。只要感染一次病毒，終生應該都無法消除。

母乳含有大量的母親淋巴球，所以讓幼兒感染病毒的風險很高。但是T細胞白血病病毒跟愛滋病毒的差異，就是不會汙染血液製劑。它可以透過性行為由男性傳染給女性，但幾乎沒有反向案例，應該是因為病毒只能入侵男性精液中的淋巴球。

這種病毒除了引發白血病，還會引發脊髓與呼吸道的各種疾病。

感染人數超過百萬

二〇〇九年厚生勞動省調查，認為全日本感染人數應該有一百零八萬人。至於二十年前的調查約有一百二十萬人，可說已微幅減少；另一方面，二〇〇六年到〇七年，首次針對全國約一百一十九萬名捐血民眾進行調查，發現有三千七百八十七人感染（〇・三％）。

觀察各地陽性反應的比例，九州與沖繩最多，從二十年前的五〇・九％降到四一・一％。另一方面，首都圈為一七・三％（前次為一〇・八％），中京圈為八・二％（前次為四・八％），近畿圈為二〇・三％（前次為一七％），可見大城市都有增加的傾向（圖21）。

病毒在大城市擴散的原因，可能是帶原者前往城市，也可能是大城市中較容易互相傳染。觀察感染者的發病機率，四十歲以上每年一千到兩千人，才有一人發病。但是嬰幼兒感染的發病率高達五％到十％，是車禍死亡率的數倍之多，不能掉以輕心。

白血病一旦發病，死亡率就很高。二〇〇七年，全日本就有一千零七十五人死於白血病。如果某疾病沒有好用的療法，就會被指定為「難症」，大大減輕病患的醫藥費負擔，不過「T細胞白血病病毒」尚未被列入難症。

幸好預防措施做得好，這種疾病愈來愈少見。根據長崎縣發表的資料，一九五〇年的

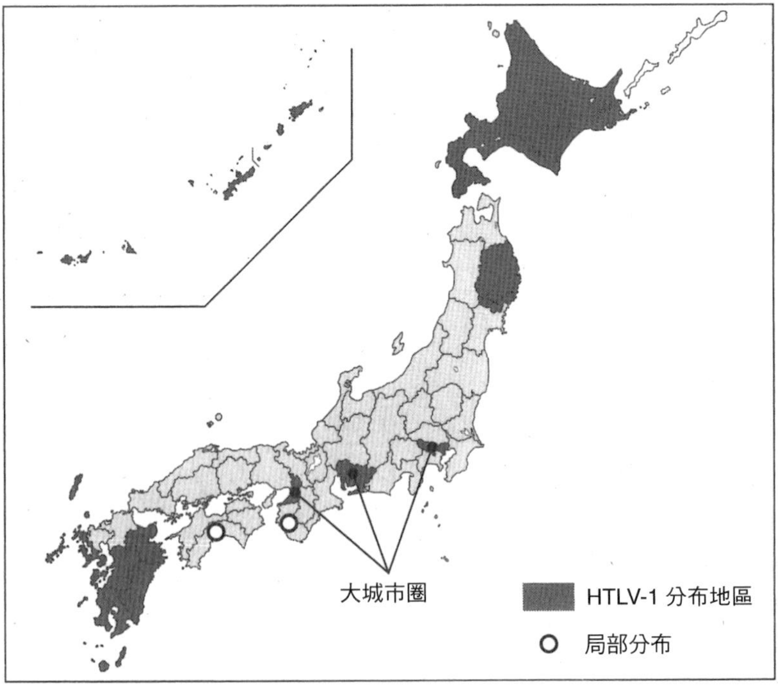

圖21　日本國內白血病病毒分布圖。主要分布在北海道、東北、九州、沖繩與都會圈。（依據JSPFAD-HTLV-1感染者世代研究合作研究班網頁圖片重製）

感染率占縣人口的六・〇五％，一九八〇年降到一・四％，一九九〇年施行防止母子傳染政策後降到〇・三五％，二〇一〇年則降到〇・〇六％。

起源是非洲的猴子

比較病毒基因，推測「人類T細胞白血病」（HTLV—1）的起源應該是西非靈長類的「猿猴T細胞白血病病毒」（STLV—1）。

法國蒙佩利爾大學（Montpellier University）的V・庫爾紐研究團隊，曾經在非洲尋找「猿猴T細胞白血病病毒」。他們在西非喀麥隆的熱帶雨林中，採集大猩猩、山魈、鬍鬚長尾猴等十八種共五百二十四隻靈長類的血液，其中三百二十八隻原本是被抓來當野味，其他則是原住民的寵物。

團隊蒐集血清，跟HTLV—1的抗體進行交叉比對，發現有五十九隻（一一・二％）發生反應，證實兩者關係非常密切；尤其長尾猴（agile mangabey）有八九％的個體都驗出「猿猴T細胞白血病病毒」。

被當成寵物飼養的猿猴，感染率為一・五％，但是食用猿猴卻高達一七％，證明野生猿猴大量感染此病毒。此外根據京都大學調查，日本猿猴的陽性比例超過五〇％，有些甚至高達九〇％。但是這些猿猴與病毒和平共處，感染了也不會發病。

從猴子到人

「猿猴T細胞白血病病毒」分成幾個系統，每個系統都可以跨越種族隔閡，傳染給其他猿猴。這代表以猿猴為自然宿主的病毒，很可能碰巧傳染給人類。

然而，京都大學團隊在針對人類與多種猿猴，比較「T細胞白血病病毒」的基因結構之後，發現靈長類從進化初期到近代為止，已經有多次從猿猴傳染給人類的紀錄。也就是說，目前的「人類T細胞白血病病毒」包括長年進化傳承下來的種類，以及後來才被猿猴感染的種類。

「猿猴T細胞白血病病毒」在西非某處跑到人類身上，轉變為「人類T細胞白血病病毒」，進化成各種型，再隨著人類移動散布到全世界。

全球的「人類T細胞白血病病毒」可以按照基因分為三型：分布範圍最大的是「全世界型」（Cosmopolitan），比較少數的是「中非型」與「美拉尼西亞型」（Melanesia）。

「全世界型」又可分為許多亞型，分布於南亞、印度、中東、加勒比海等地的是「亞型A」（跨大陸型）；日本國內與日本常移民的巴西，是比較有特色的「亞型B」（日本型）；西非與黑奴集散的加勒比海，是「亞型C」（西非型）；摩洛哥和阿爾及利亞，常見的是「亞型D」（北非型）。大致上是這四種。

除了HTLV－1型之外，一九八二年還在剛果民主共和國的姆布提族（Mbuti，屬於俾格米人pygmy）身上驗出HTLV－2型；二〇〇五年在喀麥隆的獵猴人身上驗出「HTLV－3型」和「HTLV－4型」，都與1型是近親關係。

從基因的相似度來看，應該都是來自「猿猴T細胞白血病病毒」。2型有微弱的傳染力，零星分布在美國北部、中南美、歐洲的毒癮患者身上（針頭傳染）；3型和4型，則還有許多疑點。

人類遷徙與病毒

「T細胞白血病病毒」通常都是由母親傳染給兒女，而且傳染力低，通常只會待在特定地區或民族身上。這種奇妙疾病的分布，可能與宿主集團的移動有關。所以只要追溯病毒的突變狀況，應該就能追溯人類的移動軌跡。

根據病毒系統分析來推測人類起源與移動軌跡的「病毒人類學」，近年來慢慢受到矚目。之前是用骨骸、工具、陶器等線索（型態人類學與考古學）來追溯人類的起源與移動軌跡，現在引進了新的DNA分析技術，照亮了人類的過往。病毒人類學的興起，也多虧了DNA分析技術進步。

一九八一年，人類細胞粒線體的DNA序列完全解碼。粒線體DNA只在女性之間遺傳，它負責在細胞內產生能量，原本算是獨立的細菌，後來被細胞吸收，所以粒線體有獨自的基因。

用基因做親子鑑定可以追溯到好幾萬年前；同樣地，只要分析某個女性的粒線體DNA，就能追溯此人的母系祖先。

一九八七年，加州大學的蕾貝卡．坎（Rebecca Cann）教授團隊，追溯粒線體的DNA突變，發表了「粒線體夏娃論」，主張現代人類全都來自十六萬年前東非的共同母系祖先，引發極大迴響。

另一方面，到了二〇〇〇年代，學者分析男性特有的Y染色體。Y染色體只會男傳男，追溯它的突變，也發現人類移動起源於七萬到十四萬年前的一名非洲男性，也就是「Y染色體亞當」。這說法有人反對，也有人支持，總之目前幾乎確定人類起源於非洲，也能夠追溯世界各地的足跡。

大約二十萬年前誕生於東非的現代人類，在十二到十三萬年前離開非洲，在五萬到六萬年前循各種途徑前往世界各地。離開非洲之後，走「南方路線」的集團直接沿著印度洋岸前往東南亞，其中一部分北上進入日本。

另外一部分則移動往大洋洲，成為澳洲原住民（Aborigine）的祖先。

走「北方路線」的集團先來到中亞，再朝西前往歐洲，往東穿越西伯利亞，其中部分南下到日本，另一部分走過當時的白令陸峽，前往北美乃至於南美（圖22）。

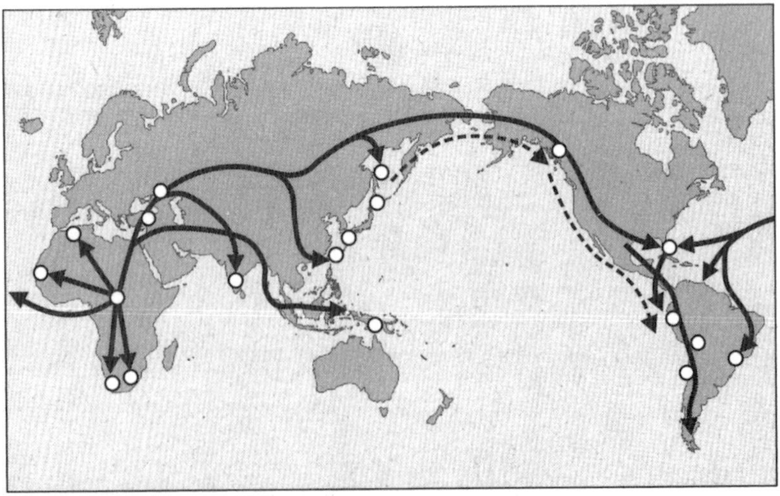

圖22　全球HTLV-1感染者分布與移動假設（依據愛知縣癌症中心研究所田島和雄前所長發表之圖修改而成）

繩文人帶來的病毒

人類離開歐洲之後展開偉大的旅程，「T細胞白血病病毒」（全世界型）也搭上便車，散布到全世界。

古蒙古人（Mongoloid）感染「T細胞白血病病毒」之後，有兩個系統來到日本。首先是舊石器時代末期到繩文時代初期，走「北方路線」經過薩哈林州（Sakhalin Oblast）與朝鮮半島，將「跨大陸型」（亞型A）病毒帶進日本列島，輕度流傳。繩文時代早期，另一個新集團走「南方路線」，經過朝鮮半島進入日本，他們帶來的是「日本型」（亞型B），隨著繩文人的移動而擴散開來。

根據基因差異，「日本型」（亞型B）應該是在大約一萬四千年前進入日本。也就是繩文時代初期；新集團移居日本列島的時候，很可能也帶來了病毒。

到了彌生時代，有個具備高度稻作技術的集團經由朝鮮半島進入日本，從九州擴展到四國、本州。但第三波集團並未感染「T細胞白血病病毒」，可能在擴展過程中，稀釋了病毒的陽性比例。愛知縣癌症中心研究所的田島和雄前所長，探討人類移動與「T細胞白血病」的關聯，認為日本型亞型病毒的傳染力較低，因此沒有從繩文人傳染給彌生人。

愛奴族與琉球人的共同點

二〇一二年，日本國力遺傳研究所針對日本人起源發表了新的研究成果。研究分析愛奴族、本土日本人、琉球人、韓國人、中國人五個集團中約五百人的基因，改寫了傳統的「雙重結構論」（日本人主要以繩文人與彌生人組成）。

早從江戶時代學者新井白石開始，就已經指出愛奴族與琉球人的共通點。綜合研究大學院大學團隊再次分析約五百位愛奴族與琉球人的基因，發現遺傳學上最貼近愛奴族的是琉球人，而北海道與沖繩有許多繩文系的子孫；至於本土日本人，反而比較貼近韓國人。

先前的基因分析結果指出，日本列島原本是繩文人的地盤，後來被彌生人從中央開始排擠出去，繩文人被切割後往南北兩邊跑；新的分析結論還是一樣。但是愛奴族與西伯利亞的北方民族有部分基因共通，所以日本的起源並沒有那麼單純。

日本國內「T細胞白血病病毒」陽性帶原者的分布，偏重在西邊的九州、沖繩、四國南部、紀伊半島，還有東邊的東北、北海道，在列島中央則極少，確實可以說明這樣的人口變遷。陽性比例分別是九州八％、近畿一．二％、北海道一．二％、東北一．一％。

尤其沖繩、鹿兒島、宮崎、長崎等縣的感染率約五％，是全球「T細胞白血病病毒」帶原者最集中的地區。這四個縣人口不到日本總人口的五％，卻有三分之一的帶原者。T細胞白血病的發現者日沼賴夫教授初期就假設：「T細胞白血病病毒是古蒙古人，也就是繩文人帶來的。」之後證實，的確如此。

隨著複雜的人口移動，病毒分布也錯綜複雜。九州離島小鎮的病毒陽性比例高達四〇％，隔一座山頭的鄰鎮卻不到五％；以長崎縣來說，島原半島周邊的T細胞白血病分布也比較少。

江戶時代發生島原之亂（一六三七～三八），當地農民大多遭平亂的幕府軍給殺害，並強制將剩下農民分發到其他藩屬，這可能就是感染率降低的原因。

全球分布不均

全球的陽性帶原者估計有一千一百萬到兩千萬人，而且分布的一大特色是具有「邊境性」。日本的愛奴族；以及菲律賓、馬來西亞、印度、巴布亞紐幾內亞、所羅門群島、夏威夷群島、南北美大陸、澳洲、斯堪地那維亞、臺灣，居住在這些地區的原住民，以及西非地區，以上比較隔離的集團都有這種病毒（圖23）。另一方面，朝鮮半島與中國幾乎沒有陽性帶原者。

這樣的「邊境性」，可能是因為民族遷移的時候，有些病毒存活在遷移的路徑上。病毒就在這些邊境地區母子傳染，傳了數百代。

南美原住民（印第安人）是以前從白令地峽來到美洲大陸的古蒙古人，田島前所長團隊調查了南美安地斯原住民的血液，發現很多人感染與日本人相同系統的「T細胞白血病病毒」。十三個原住民族調查下來，結果竟高達一七％。

田島前所長團隊在加勒比海沿岸、亞馬遜熱帶雨林、巴塔哥尼亞高原等偏僻地區，對南美原住民進行大規模抽血調查，發現只有安地斯高地有感染者。

該團隊與智利學者一起在智利北部的阿塔卡馬（Atacama）沙漠調查木乃伊，那可能是安地斯地區現存蒙古人集團的祖先。團隊調查一百具約一千五百年前下葬的木乃伊，從骨髓中驗出了

「T細胞白血病病毒」。根據鹽基序列，發現當地原住民感染與愛奴族相同系統的病毒，代表這次遷徙是數千年前的事情。

牙買加、千里達及托巴哥這些加勒比海國家，感染率有六％。發現「T細胞白血病病毒」的賈羅博士。提出假設，指出奴隸貿易把病毒從非洲帶到加勒比海，但如今已證實。遠在更久之前，就由古蒙古人帶來了病毒。

得過成人T細胞白血病的名人

一九八五年二月，日本女星夏目雅子在舞臺劇公演途中，突然身體不適而緊急住院，診斷出成人T細胞白血病但沒有公布病名。對抗病魔期間，治療造成掉髮的副作用令她苦不堪言。對抗病魔七個月之後，病情順利好轉，卻在八月下旬突然發高燒，瞬即

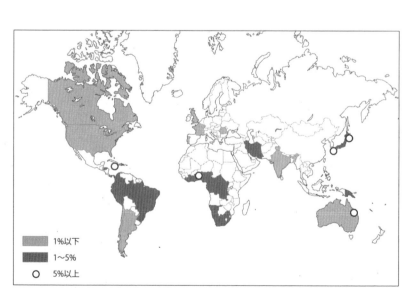

圖23 成人T細胞白血病的分布相當不均。（Fernando A proietti1共著《Global epidemiology of HTLV-1 infection and associated diseases》[Oncogena 2005-24, 6058-6068]）

於九月十一日過世，得年二十七歲。

一九九三年，家屬以她的遺產成立了「夏目雅子向日葵基金會」，免費對癌症病患出借假髮；又舉辦了慈善高球賽「向日葵盃」，同時推動器官捐贈、骨髓捐贈、愛滋啟蒙等活動。

前宮城縣知事淺野史郎，在二〇〇五年任職宮城縣知事時期發現染病，起初認為不需要治療，二〇〇九年卻惡化為惡性白血病，才開始接受治療。

一般療法很難治療這種白血病，於是淺野史郎在國立癌症中心接受骨髓移殖，移植後狀況穩定，於二〇一〇年出院。術後恢復良好，回到慶應義塾大學執教鞭。淺野史郎的母親也發作相同的白血病，可能是母子傳染。

淺野前知事發病之後，政府開始設法應對被人遺忘的成人T細胞白血病，二〇一〇年成立「特命團隊」，決定「綜合對策」。隔年起，孕婦定期檢查就包含了HTLV項目，預防母子傳染。

第十三章
彌生人帶來的結核

腐蝕年輕生命的結核

在二次世界大戰之前的日本，結核病號稱「國民病」或「亡國病」，災情極為慘重。一九三三年（昭和八年），十五到三十四歲的年輕人，每年有超過八萬人死於結核病，占當年死亡人口六成以上。對日本年輕人來說，結核病是人生第一個生死關。

根據厚生勞動省人口動態統計，一九一八年的結核死者最多，多達十四萬人，每十萬人的死亡率也攀升到兩百五十七人；到一九五〇年左右，每年新增的結核病患約六十萬人，死亡人數超過十萬人，每十萬人的死亡率達到將近一百五十人，跟肺炎、腸胃炎並列死因前三名。

一九五一年，日本修訂了《結核預防法》，施行結核菌素（tuberculin）檢查，接種ＢＣＧ疫苗，公家付費治療，確實降低結核的死亡人數；二〇一二年，日本的結核病患約兩萬一千人，死亡約兩千一百人，死亡率降到每十萬人一．七人。現在都說「結核病已經是過去式」，民眾也幾乎不復記憶。

但也因為如此，一九七〇年代後半開始，原本趨緩的結核感染腳步又開始加速。一九九七年，病患增加（睽違三十八年），感染率也增加（睽違四十三年）；一九九八年，數字還是持續增加達三年之久。集體感染、院內感染、抗藥性菌出現，當時都是這類新聞。

厚生勞動省難以忍受，於一九九九年宣布進入「結核緊急狀況」，並警告：「一般民眾、醫護人員、政府人員都誤以為我們已經克服結核，誤以為結核過氣了。」

過去半世紀，結核病例確實少了很多，但日本的結核傳染率在先進地區依舊名列前茅。結核預防會整理各國資料（二〇一一年），資料顯示日本每十萬人有十七．七人感染結核，是美國的四．三倍，德國的三．七倍，法國的一．九倍，英國的一．四倍，相當於美國四十年前的水準（圖24）。

日本的結核死亡率也是美國的八．五倍、德國與義大利的四倍，在先進地區中名列前茅。結核又稱「貧窮病」，日本的感染率這麼高，難免受到世界各國鄙視。

根據WHO的「二〇一三年世界結核白皮書」，二〇一二年全球有八百六十萬人感染結核，一百三十萬人死亡。以單一傳染病來說，是全球死亡人數最多的疾病，僅次於愛滋病。

一九九〇年起，死亡人數減少四十萬，感染人數卻增加八十萬。WHO表示：「過去二十年，人類一直輕忽結核病，許多國家的抗結核機構都鬆懈了，有些國家甚至解散。希望各會員國能強化抗結核政策。」根據白皮書，全球新增的結核病患有二九％在亞洲，二七％在非洲，一九％在太平洋地區，幾乎都是開發中地區。

接連爆發集體感染

日本的高齡機構與學校依舊不斷發生集體感染。二〇〇〇到一二年間，每年都通報三十七到四十九件集體感染，包括小學、高中、身障機構、醫院等等。

根據厚生勞動省資料，結核捲土重來的原因有以下四個：

（1）高齡化　年輕時感染過結核的人會有免疫力，但隨年紀增長，體力衰退，又罹患糖尿病等慢性病而降低免疫力，就會再次發病。新增病患有一半以上，都是七十歲以上的老人家。

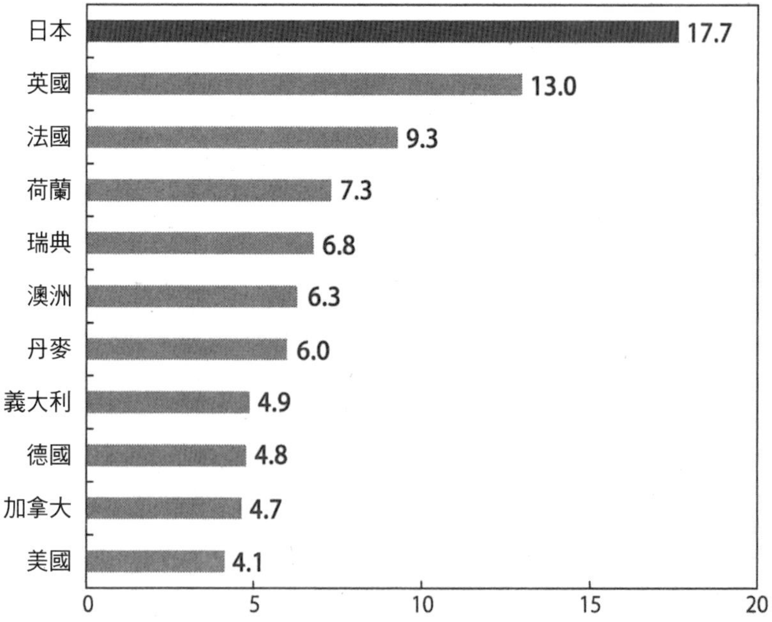

圖24　世界各國（2010年）與日本（2011年）每10萬人口罹患結核的比例比較（參考結核預防會資料製圖）

（2）未感染者增加　結核大流行的一九五〇年代，二字頭年輕人有五〇％都自然感染結核，但最近感染率降到％一，免疫人口也減少。二字頭年輕人感染結核的機率，是四字頭人士的四到五倍。

（3）貧窮人口增加　低收入戶與遊民沒有機會做健康檢查，發病機率也高。大阪市西成區（包括治安最差最貧窮的愛鄰區〔あいりん地区〕）的罹病率高達每十萬人有兩百九十二人，是全國均值的十三倍，相當於世界上的結核重度疫區（撒哈拉沙漠以南的非洲）。

（4）外國人增加　比較日本國民與來日外國人，韓國人罹患結核的比例是六倍，中國人則是四倍。愛滋病和併發症的人數也變多，二字頭的新增結核病患，每三人就有一名外籍人士。

（5）多重抗藥性結核菌擴散（後述）

結核的起源

先前相信結核病起源於牛的疾病，牛也會罹患結核，所以傳統認為人類飼養牛隻，緊密接觸，病毒發生突變，透過牛奶與牛肉傳染給人類。但是倫敦國立醫學研究所與瑞士熱帶公共衛生研究所等歐洲研究團隊，在二〇一三年於期刊發表了新的結核起源論點。團隊從世界各國蒐集兩百五十九株結核菌，分析基因突變，發現約在六萬到七萬年前，非洲出現了會特別傳染給人類的結核菌。

根據這項假設，當時現代人類正好離開非洲前往世界，病毒也不斷突變，首先擴散到印度、大洋洲地區，再擴散到歐亞大陸、歐洲、東亞，遍布整個地球。

瑞士熱帶公共衛生研究所的賽巴斯汀．佳格諾博士團隊，依基因差異將結核菌分為：（1）非洲共同祖先；（2）印度、大洋洲系；（3）東亞系；（4）中亞系；（5）歐洲系；（6）西非系；（7）衣索匹亞系等七個系統。

比較突變後發現，首先在約六萬七千年前，從非洲的共同祖先分化出「印度、大洋洲系」，接著在四萬六千年前分化出「東亞系」，三萬兩千年前分化出「歐洲系」，之後再分化出其他系統。

這些分化年代，也符合由粒線體基因所推導出的人類擴散途徑。

在人口密度尚低的時代，結核菌度過漫長的潛伏期，就是等著要傳染其他宿主。但是從六千年前開始，都市文明興起，人口密度升高，透過空氣傳染，病患便一口氣暴增。

留在骨頭裡的證據

最古老的人類結核蹤跡，來自東地中海以色列沿岸海底遺跡中，打撈起的一對母子骨骸，分析後發現有骨潰瘍。結核一旦惡化，就會破壞脊髓的骨組織，造成骨骼變形，稱為「骨潰瘍」（caries）。德國海登堡也發掘出相同年代的人骨，其胸椎也有骨潰瘍的痕跡。

團隊調查四十一具兩千五百年到五千年前的埃及木乃伊，發現其中二十具出現結核特有的骨潰瘍，看來當時的埃及已經嚴重流行結核。此外，兩千兩百年前的英國骨骸及一千七百至一千八百年前的匈牙利骨骸中，也發現了骨潰瘍。

一九七二年，中國湖南省發現西元前二世紀的墳墓，即西漢時代的「馬王堆漢墓」，保存狀態之良好震撼全球。墳墓中有貴婦的乾屍，也有罹患結核病的痕跡。《三國志》中的東漢武將曹操，據說也是死於結核。

世界各地的人骨化石中，都發現了結核的證據。祕魯南部約兩千年前的乾屍，肺組織裡也有結核菌的痕跡。可見隨著時代推進，結核也更加流行。

彌生時代之後的骨潰瘍

日本發現最古老的結核痕跡，出現在一九九八年開始挖掘的鳥取縣青谷上寺地遺跡，時期是西元前三百年到西元後三百年間的彌生時代初期。

遺跡中出土了約一百人份的骨骸，其中兩具的脊椎因骨潰瘍而歪曲。此遺跡出土的顱骨中，三顆還留下部分腦組織；十具骨骸留下外傷，應該是遭到處死。

彌生時代之前的繩文時代遺跡也有人骨出土，但是完全沒發現任何結核痕跡。彌生時代之後的古墳時代（二五〇～六〇〇）開始，結核爆發流行，東京、千葉、宮崎，各地出土的人骨都可見骨潰瘍痕跡。

韓國南部的勒島發掘出西元前二世紀到一世紀的年輕女性人骨，脊椎也有骨潰瘍痕跡。韓國遺跡與日本遺跡出土的人骨罹患結核的源頭，應該來自中國的傳染。當時中國處於春秋戰國時代（西元前七七〇～西元前二二一），戰亂造成大量難民湧入朝鮮半島與日本，時間上正好符合。

平安時代將結核稱為「胸病」，清少納言的《枕草子》（約九九六年）提到：「病，乃胸病、物怪病、腳氣病，最終食不下嚥。」其中的胸病應該是結核。同時期的文獻《源氏物語》（約一〇〇八年）也提到紫之上罹患胸病，光源氏為其心碎的情節。

平安時代末期有個挺身保護源義經的知名武將，奧州藤原家第三代當家藤原秀衡（一一二二？～一一八七），他的乾屍脊椎也有感染結核的痕跡。

鎌倉市的由比濱南遺跡挖掘出數千具人骨，應該是新田義貞攻打鎌倉（一三三三年）時的戰死者，其中有些人骨因骨潰瘍而變形，也驗出了結核菌的DNA。

江戶時代的肺結核又稱肺癆，豐臣秀吉有個知名的軍師竹中半兵衛（一五四四～一五七九），很可能是死於肺結核。當時結核病原因不明，而且通常一家人都會感染，所以被認為是遺傳疾病。在發現有效療法之前，日本人認為有結核病患的人家帶有「胸病血統」，加以歧視，如今開發中地區還存在這樣的偏見。

工業革命與結核大流行

十四世紀起，歐洲各地人口開始往城市集中，結核也大為流行。十七世紀達到流行高峰，到十八世紀則似乎有減緩的趨勢。不過到了十九世紀，流行規模反而比之前更大，而且反復流行。十七到十九世紀之間，歐洲與北美的死亡總人口中，可能有二〇％是死於結核，當時甚至稱之為「白瘟疫」。

法國裔的美國生物學家魯內．杜伯斯（René Jules Dubos）在著作《健康幻象》（*Mirage of Health*）中提到結核與馬鈴薯饑荒的關係。歐洲原本常發生餞荒，後來哥倫布從中美洲帶回馬鈴薯，拯救了飢餓的歐洲人。

一開始歐洲人迷信吃了馬鈴薯會罹患霍亂，所以不肯吃。直到法國與俄羅斯為爭奪西里西亞（Silesia，波蘭西南部）的土地而發動「七年戰爭」（一七五六～一七六三），漫長的戰爭造成普魯士王國糧食匱乏，不得已吃起了馬鈴薯，然後就一口氣普及到全歐洲。亞當史密斯在《國富論》中就提到：「相同的耕地面積，馬鈴薯可以餵飽更多人。」

馬鈴薯普及，改善了人民的營養條件，也減少結核，卻造成十八世紀末到十九世紀間人口暴增。寒冷的愛爾蘭也多虧了馬鈴薯，人口從一七〇〇年的三百五十萬人，暴增到一八四〇年的八百萬人。

馬鈴薯荒與結核

然而一八四五年到四九年間，全歐洲流行起馬鈴薯的黴菌病，嚴重影響收成；尤其愛爾蘭碰到異常天候，馬鈴薯嚴重欠收。

當時人口暴增，饑荒相對嚴重，各地發生暴動，約一百萬人餓死，光是十九世紀就有四百多萬人移居美國。其中也包括美國總統甘迺迪與雷根的曾祖父。

因為營養不良而移居美國的移民，很多人罹患結核、麻疹、霍亂、傷寒、砂眼等疾病；甘迺迪的曾祖父派翠克在抵達美國之後就死於霍亂。加上結核病大流行，當地人認為移民帶來病毒，紛紛發起排外運動。

十九世紀可說是「結核世紀」。就社會背景來說，剛好是人口流入城市，面臨不衛生且過勞的工作環境。英國發起工業革命，城市吸收農村人口來工作，工時相當長。因為機械不需休息，工人也被迫跟機械一起加班，煤礦工人常罹患結核，就是最典型的例子。

馬克思在《資本論》中強調，婦孺通常被迫領取低工資，而且工作繁重。在工廠與礦坑這種不衛生又高密度的工作環境，做著繁重的勞動，又缺乏營養，再加上劣質的貧民窟住宅……這真是結核求之不得的溫床。

德國思想家費德里希．恩格斯（Friedrich Engels）在二十四歲時寫出《英國勞工階級狀態——十九世紀的倫敦與曼徹斯特》，生動描述了十九世紀勞工身處的悲慘環境，也提到結核：

「在倫敦，尤其是勞工區，那惡劣的空氣太適合結核病了。只要看看路上行人的臉色就知道，許多人一臉就像染了結核病，令人震驚。」

工業革命浪潮擴散到世界各國，結核病也從英國擴散到世界各國。明治初期，日本派往歐洲的留學生有人染上結核，學業未竟就回國，甚至病死異鄉。作曲家瀧廉太郎在德國發病，回國不久病死，得年二十三歲。由於民眾對結核的偏見，他死後甚至有許多樂譜遭人燒燬。

在女工與軍人之間大傳染

曾經在紡織工廠工作的細井和喜藏，寫下了《女工哀史》（一九二五年），描述富國強兵年代的日本，紡織工廠裡卻如此血汗。一八七二年，日本政府致力建造紡織工廠，偏鄉的年輕女孩被召集到工廠裡，輪著十二小時的兩班制不斷工作。當時工資低廉，甚至比同時期英國殖民下的印度還要低。

工作繁重、營養不良、宿舍擁擠，女工身心俱疲，幾乎不到兩年都會罹患結核，遭到解聘或自行辭職，回到農村。而國家的紡織工廠，又從農村召集沒有免疫力的女工來補充人員。直到一九一一年，日本政府才有鑒於女工的慘狀，訂定《工廠法》，法定工廠勞工的工作時間，並補助工作上的傷病死亡。

產業醫學先鋒，大阪帝國大學醫學院教授石原修，在一九一三年出版《女工與結核》，提到當時紡織工廠的八十萬名勞工中，有五十萬名是女工，年紀大多十六到二十歲，在《工廠法》頒布之前，甚至不到十二歲都得工作。許多女工染病遭解雇，返鄉後死亡，裡面七成以上是死於結核。一九〇二年，首次調查日本女性的平均壽命，只有四十四．三歲。

《女工哀史》之後被改寫為小說《哀哉，野麥關》（ああ野麦峠）（山本茂實著，角川文庫），並改拍成電影。

就在女工之間流行結核病的同時，受徵召從軍的年輕男子，也因軍隊生活而互相傳染。諏訪地方還留下民謠：「男從軍，女從工，牽線總為國。」

染上結核病而派不上用處的女工與軍人，回到故鄉農村裡到處傳染結核。石川啄木（一八八六～一九一二）的詩歌完全說明了這樣的因果關係：

「年年肺病多，病自何處來，竟是來村青年醫。」

抗生素的強大效果

歐美國家從二十世紀開始，結核病大幅減少，日本受太平洋戰爭影響，比歐美國家晚了十到二十年，從一九四〇年代中期開始減少。但是戰爭漫長，國民營養狀態惡化，結核病又蔓延開來。日本戰敗之後，國民的營養與勞動條件開始改善，駐軍進行改善結核政策，美國又對日本出口抗生素鏈黴素，結核病患人數因而驟減。鏈黴素的效果驚人，但是從美國進口的鏈黴素，對兩百多萬的日本結核病患來說真是杯水車薪。

民眾為了獲得鏈黴素，只好前往黑市。當時學校教師的月薪約三百日圓，黑市販售從美軍外流的鏈黴素，卻高達五百日圓。只有富裕人家能在黑市買到鏈黴素，對百姓來說根本是天方夜譚。到了一九四九年，日本國內才開始生產鏈黴素，並有健保給付，許多人因此受惠。

發病者比例與接種ＢＣＧ

結核菌的帶菌者一咳嗽，菌會散布到空氣中，他人吸入結核菌就會感染。在通風不良的小房間裡，結核菌能夠長期存活在空氣中，讓人們不知不覺染病。尤其是大城市，住宅、職場、交通工具的人口密集，傳染風險也高；醫院、養老院、學校、監獄等也常發生集體感染。

近年來，高齡人口感染結核病成為社會問題，老人原本抵抗力就低，容易感染各種疾病，染病後細菌會繁殖，造成結核病發病。除此之外，營養不良、糖尿病、癌症、愛滋病、服用免疫抑制劑，這些降低免疫力的狀況也會引發結核病。

三月二十四日是「世界結核日」。一八八二年的這一天，德國細菌學家羅伯特・科赫發現了結核菌，WHO在一九九七年頒布這天為世界結核日。科赫在發現結核菌的八年後，又發明了結核菌素檢驗法來檢驗是否感染結核，讓醫師診斷起來更容易。

一九二一年，巴斯德研究所的亞伯特・卡密特（Albert Calmette）博士團隊，利用牛結核菌完成了BCG疫苗，這也是目前唯一可用的結核預防疫苗。

應該很多人記得剛上小學時要接種BCG疫苗，這一針的痕跡會化膿，留下疤痕。以前要先做結核菌素檢查，確認結果才接種，但二〇〇五年修改了五十年不變的《結核預防法》，廢除嬰幼兒的結核菌素檢查，出生六個月以內要全面接種BCG疫苗。

疫苗效果很好，可以減少幼兒五〇％的發病率，但效果最多只有十五年。很多人以為接種BCG後終生不會感染結核，實際上結核的免疫條件很複雜，就算接種疫苗，只要身體虛弱還是會發病。

對抗多重抗藥性結核菌

有些結核菌對兩種以上藥物具備抗藥性，稱為「多重抗藥性結核菌」，這造成了嚴重的問題。WHO表示，二〇一二年全球新增四十五萬人感染多重抗藥性結核菌，相當於一年翻倍成長；推測這樣下去到二〇一五年會達到兩百萬人。目前治療結核最重要的兩種藥物是異菸鹼醯（Isoniazid）和立汎黴素（Rifampicin），但愈來愈多結核菌對它們產生抗藥性。

多重抗藥性結核菌出現的原因，包括不規律服用藥物，或中途停藥。有時候治療結核看起來好像痊癒了，卻有二%到五%的病患會復發。

另一方面，被抗藥性結核菌患者傳染而發病的人，一開始就得對抗抗藥性結核菌。如果以上兩種藥物無效，還有另外六種，但是現在又有「超多重抗藥性結核菌」能夠抵抗其中三種。

目前大約有十種結核藥物，但是當結核惡化到一定程度，每種藥物都有些抗藥性結核菌存在。如果只服用一種藥，抗藥性結核菌馬上會繁殖，讓病情復發，所以目前要同時服用四種藥。而如果服用混合藥物未持續半年，就可能復發。

結核病增加的另一個原因是愛滋病患。WHO表示，全球結核病死亡人口中每四個就有一個死於愛滋病併發症。HIV陽性病患的結核發病機率，是陰性的三十到五十倍。根據WHO統計，非洲的HIV感染者約一半感染結核；有些國家從一九八五年起，發病人數增加二至三倍。

一些開發中國家的貧民窟，八成成年人為結核菌帶原者，還有很多同時感染了愛滋病與結核。尤其在非洲，四六%的結核病患也罹患愛滋病。HIV會攻占人體免疫細胞，破壞對抗結核菌的T淋巴球，導致人們容易感染結核，也更容易復發。

改變歷史的結核

要談日本幕府末期的志士，就一定避不開結核。許多年輕志士染上結核，壯志未酬身先死。在歷史舞臺上大顯身手的志士，卻通常生活在不衛生又沒營養的環境裡。

倒幕原動力長州藩的高杉晉作（一八三九～一八六七），在第二次討伐長州藩的時候已經染上結核，最後在大政奉還前半年離世，得年二十七歲，無緣見證明治維新。

同屬長州藩的「維新三傑」之一木戶孝允（桂小五郎，一八三三～一八七七）也染上結核，在染病過程中參加岩倉使節團周遊歐美國家，並前往瑞士療養，最終的死因則是眾說紛紜。

在幕府方面，新選組的沖田總司（一八四四？～一八六八）也罹患結核，二十五、六歲就離開人世。在小說與電影裡，沖田是個悲情的天才劍客，慘烈的吐血鏡頭更是賺人熱淚。

明治初期，日本接連對大國宣戰（中日戰爭、日俄戰爭），負責收拾殘局的兩位外務大臣（外交部長）陸奧宗光（一八四四～一八九七）與小村壽太郎（一八五五～一九一一），也都得過結核。

中日戰爭獲勝之後，陸奧一邊處理俄、德、法三國的介入，同時也在療養結核，甚至在病榻上召開內閣會議；小村壽太郎盡全力簽訂了日俄停戰條約，之後住進神奈川縣葉山町的別墅療養結核，病死於該處；創辦同志社大學的新島襄（一八四三～一八九〇）也是死於結核。

結核與療養院文學

鼠疫、梅毒、西班牙流感等蠻橫的傳染病，會突然撲向健康的人，奪走人生甚至性命，帶來偏見與社會孤立，但也意外誕生了很多傑出的副產品，即諸多文學經典。

結核對文學的影響最大。罹患結核的年輕人令人同情，創造出許多「結核文學」，因為當時認為結核病的療法只有「乾淨空氣、休息、營養」。

於是各地高原紛紛成立治療結核的療養院，催生了以療養院為背景的「療養院文學」。德國作家湯瑪斯．曼（Thomas Mann）的《魔山》，背景就是一次世界大戰之前的瑞士，位於阿爾卑斯山中的療養院。

結核病是令人敬而遠之的傳染病，染病者會變得蒼白，發燒讓病患的眼睛又大又亮，而且臉頰潮紅，給人浪漫的感覺。德富蘆花的小說《不如歸》（連載於一八九八～九九），對日本人帶來很大的影響，往後苦情小說的主角，八成都是染上結核病的薄命佳人。

《不如歸》的女主角浪子罹患肺結核，丈夫武男又在海軍服役，婆婆就趁機逼她離婚。浪子既思念丈夫，又感嘆人生，最後病死。畫家竹久夢二最喜歡描繪像浪子這樣的美女。

得過結核的名人

軍醫作家森鷗外（一八六二～一九二二）十九歲時得過肺結核，根據主治醫師指出，當時病情已經相當嚴重。但是鷗外終生隱瞞自己罹患結核，死後也希望孩子能保密。在福田真人的《結核文化史》中，森鷗外鮮少在作品中提及結核，唯一正面描述結核的作品只有戲曲《假面》。

正岡子規（一八六七～一九〇二）從事俳句、短歌、新詩、小說、評論、散文等創作，對日本近代文學影響深遠。他促進了和歌的現代化，子規是他的雅號，在日語中是杜鵑之意。他因罹患結核咳血，就像叫到吐血的杜鵑一樣。

一八八九年，子規年僅二十二歲就開始咳血，一直對抗結核直到三十五歲過世。他也是把棒球引進日本的先驅，二〇〇二年進入「棒球名人堂」。他寫下兩首關於結核的知名俳句，當時據說絲瓜水可以有效化痰。

絲瓜花已開，但見喉嚨痰不止，歸西在眼前

痰咳一斗多，即便能有絲瓜水，仍是不及救

樋口一葉（一八七二～一八九六）過著艱苦的生活，還是發表了《青梅竹馬》、《濁江》、《十三夜》等傑作，獲得文壇盛讚。她的創作期間只有短短的十四個月，就發表了這麼多作品，可惜在二十四歲死於肺結核。

樋口的結核病惡化迅速，可能是所謂的奔馳性結核（galopping tuberculosis）。二〇〇四年起，日本銀行的五千圓鈔人像就是樋口一葉。她的親筆原稿與相關資料，收藏在東京目黑區的日本近代文學館，以及山梨縣立文學館。

竹久夢二是大正浪漫時代的代表畫家，有很多知名的文學、詩歌、童話作品，同時也畫插圖、海報、書封，甚至設計日用品和浴衣的花樣，可說是日本的平面設計祖師爺。他留下許多抒情的美人圖，筆下美女被稱為「夢二式美人」。

夢二四十九歲去歐洲旅行，結核病發作，隔年住進長野縣八岳山麓的富士見高原療養院，當年便逝世。

石川啄木是明治時代的歌人兼詩人，二十五歲接受慢性腹膜炎手術時，診斷出肺結核。他的人生受到貧窮與結核的雙重折磨，苦不堪言。由於害怕結核，他的詩歌總帶著死亡的氣息；他的太太節子也染上肺結核，在啄木逝世的隔年留下兩個孩子死去，得年二十六歲。啄木的遺稿能夠完整保存下來，要感謝妻子染病後依舊努力整理保存。啄木有一首描述結核的代表詩歌：

呼吸一口氣　胸中便有響聲　此聲寂寥更勝風掃枯木！

身染病，心便弱！種種哭喊，纏繞胸中

我說，此病已無救　傷愁之深難以成文

堀辰雄（一九〇四～一九五三）是昭和初期的知名作家，融合法國文學的心理主義與日本古典文學，創造出獨特的文學世界。他十九歲罹患結核病，不時前往長野縣信濃追分的療養院療養，留下許多以療養院為背景的作品。代表作《風起》（風立ちぬ）來自於他本身的經驗，他自己罹患結核，跟一樣罹患結核的未婚妻一同住進療養院，但未婚妻在入院當年年底就過世了。

國外名人與結核

十九世紀的歐洲，據說有二〇％到三〇％的勞工死於結核，也有很多作家與藝術家死於此病。英國最出名的就是被結核病纏上的勃朗特（Brontë）家族，這家五女一男六兄妹，全都年紀輕輕就死於結核。首先是一八二五年，長女瑪麗亞（十一歲）和二女伊莉莎白（十歲）死於結核。一九四八年，長子作家派翠克·布朗威爾（三十一歲）、《咆哮山莊》作者三女艾蜜莉（三十歲）逝世；隔年，《艾格妮絲·格雷》作者五女安妮（二十九歲）逝世；一八五五年，《簡·愛》作者夏綠蒂（三十八歲）逝世。也有人認為夏綠蒂的死因不是結核，而是「感冒」或「嚴重孕吐」。

父親派翠克牧師活得最久，一八六一年過世，享年八十四歲。當時全家死於結核並不罕見。以下是死於結核的知名作家與音樂家。

英國有得年二十五歲的詩人約翰·濟慈（John Keats）、《查泰萊夫人的情人》的作者D·H·勞倫斯；《一九八四年》、《動物農場》的喬治·歐威爾；美術評論家約翰·拉斯金（John Ruskin）和《金銀島》、《化身博士》的羅伯特·史蒂文森。

美國有作家華盛頓・歐文（Washington Irving），以及著有《瓦爾登湖——林中生活散記》的哲學家亨利・梭羅（Henry David Thoreau）。

法國有《高老頭》、《人間喜劇（未完）》的巴爾札克（Honoré de Balzac）；德國有替貝多芬九號交響曲填詞的詩人費德里希・席勒（Friedrich von Schiller），《城堡》、《審判》的作者法蘭茲・卡夫卡；俄國有《海鷗》、《櫻桃園》的安東・契訶夫（Anton Pavlovich Chekhov），以及戲曲《底層》的馬克西姆・高爾基（Maksim Gorky，亦有一說為遭毒殺）。

畫家有法國的德拉克羅瓦（Eugène Delacroix）、高更（Paul Gauguin），以及義大利的莫迪亞尼（Amedeo Modigliani）。

結核與音樂

死於結核的作曲家有義大利的路易・包凱里尼（Luigi Boccherini）、尼可羅・帕格尼尼（Niccolò Paganini）；波蘭的費德利克・蕭邦；俄羅斯的伊果・史特拉汶斯基（Igor Stravinsky）；德國的卡爾・馮・韋伯；美國的史蒂芬・福斯特（Stephen Foster）等人。但也有人認為，蕭邦其實是死於纖維性囊腫。

結核也成了歌劇裡的一大配角，朱瑟貝・威爾第（Giuseppe Verdi）的歌劇《茶花女》（原作為小仲馬），舞臺是十九世紀中葉的巴黎，描述女主角薇奧莉塔和純情青年阿弗雷多的戀情。阿弗雷多的父親試圖阻止這段戀情，好不容易重修舊好，女主角卻死於肺結核。

賈科莫・普契尼（Giacomo Puccini）譜曲的《波希米亞人》（原作為穆爾格〔Henri Murger〕），描述來自鄉村的男詩人魯道夫愛上貧窮的針線女工咪咪，最後一幕是咪咪染上結核，在魯道夫與朋友們的照料中死去。這兩齣歌劇的上演場次都很多。

十九世紀中葉的巴黎遍地窮人。根據當時的紀錄，光巴黎就有超過十萬名乞丐，這代表每六到七個巴黎市民就有一個是窮人。當時巴黎剛好迎來工業革命，許多人從鄉村湧進巴黎，卻找不到工作，只好像歌劇女主角一樣當起了娼妓或針線工。

終章
往後可能發生傳染病大戰的地區？

中國可能是傳染病的巢穴

推測往後人類與傳染病的戰局，戰況最激烈的地區應該是鄰近日本的中國，還有人類發源地，最多傳染病的故鄉非洲。這兩個地方，都有嚴重的公共衛生疑慮。

尤其中國多次發生大流行，還波及全世界。過去三次的全球鼠疫大流行，還有不斷打擊世界的新型流感，在近年來日新月異的基因分析技術之下，都認為可能來自中國。

中國人口超過十三億四千萬，隨著經濟力量提升，在國內外四處移動。每年的春運（農曆年節）約三億人在國內旅行，每年則有一億人出國旅行。中國的人口移動規模，在近十年內增加十倍，打下散播傳染病的基礎。

中國國內的防疫體制相當落後，根據WHO與聯合國兒童基金會的共同調查，中國有三億人沒有自來水，七億五千萬人沒有下水道可用。大氣與水質受到長期汙染，傷害人類呼吸道，讓病原體更容易入侵人體，也更容易透過水源傳染。

中國的大氣汙染也開始影響日本，大分縣立看護大學的市瀨孝道教授表示，中國的沙塵與汙染微粒，夾雜五百種以上的微生物與金屬微粒，順著西北風降落日本。每年早春，撒哈拉沙漠的沙塵會飛越大西洋抵達加勒比海各國，其中帶有一種黴菌叫做曲黴（Aspergillus），造成氣喘民眾增加。

接連不斷的食品醜聞

中國不斷出現可怕的食安意外與黑心食品，例如殘留大量農藥、添加抗生素等禁藥，還有細菌汙染、標示不實等等。

二〇〇三年，中國的茶葉與醃菜驗出了各國禁止使用的DDT；二〇〇四年，安徽省製造的三聚氰胺毒奶粉害死嬰兒；二〇〇四年的湖北省，黑心廠商從理髮廳回收人髮，提煉胺基酸來釀造「人髮醬油」，還出口到日本等國家。

二〇〇七年，全球考量安全問題，接連召回中國製的食品。添加有害物質的寵物飼料、毒牙膏、使用含鉛毒油漆的玩具，都有大篇幅報導。日本也曾有十人吃了中國產的冷凍餃子，出現食物中毒；北京市的肉包攤被發現絞肉餡裡混了瓦楞紙，「假肉包」新聞也喧騰一時。

二〇一〇年，中國查出黑心廠商使用下水道汙水提煉地溝油，賣到全國當成食用油。此外，肉品處理場的廢棄內臟也被拿來提煉食用油，一千多人遭到拘捕；還有人在病死的家畜或老鼠肉裡添加藥劑做成食用肉，賣了三個月以上，後來逮捕了九百零四名嫌犯。

在這不久之前，上海市黃浦江出現了約一萬具的豬隻浮屍，新聞說違法轉賣病死豬的黑心廠商遭到全面逮捕，賣不掉的病死豬就被亂丟到河裡。

二〇一三年，知名的速食連鎖店被查出長期使用病死雞肉當食材；而美國向中國進口的寵物飼料，害死了大約六百隻貓狗。

二〇一四年，當地電視臺臥底查訪，發現上海的食品加工廠將超過保存期限的雞肉賣給大型速食店，國家食品藥品監督管理總局前往舉發；部分的過期雞肉，也賣到了日本。

非洲開發帶來傳染病

古羅馬史學家兼博物學家老普林尼（Gaius Plinius Secundus）在《博物誌》中提到：「有什麼新事物，通常都來自非洲。」他說得沒錯，本書中提及的傳染病，大多來自非洲。

非洲大陸依然有許多新傳染病肆虐。位於尼羅河上游的埃及，一九七一年才完工亞斯文大壩，六年後亞斯文地區就有約一萬八千人發生高燒、頭痛、嘔吐等症狀，並有約六百人死亡。疾病的原因是「裂谷熱」，由蚊子傳播病毒，以前是會害死家畜的可怕疾病。

這次疫情從蘇丹北部的家畜開始，擴散到東非一帶，尤其是大壩攔阻形成的納塞爾湖附近，約八十萬公頃的氾濫平原與灌溉渠道大量繁殖蚊蟲，傳染給人類；二〇〇〇年，阿拉伯半島的沙烏地阿拉伯與葉門也突然出現裂谷熱。

二〇〇六至〇七年，東非發生破紀錄的豪雨，裂谷熱在肯亞、索馬利亞、坦尚尼亞等三國大流行。這三國共有三百二十三人死於裂谷熱，致死率高達二〇％至四〇％。此外，西非的塞內加爾與茅利塔尼亞的邊境上有一條塞內加爾河，河上蓋了兩座水壩，居民立刻流行起裂谷熱。

在熱帶地區建造水壩與灌溉設施，會形成停滯水域，促進蚊蟲繁殖，蚊子會散播各種傳染病。沉寂一時的瘧疾，也因為一九七〇年至八〇年代的開發潮，再次席捲世界各地。

非洲各地也發生許多透過水傳染的疾病，例如錐蟲病（睡眠病）、埃及住血吸蟲病、河盲病（蟠尾絲蟲病）、查加斯病（Chagas' disease）等等。迦納建造水壩之後形成的波塔湖、蘇丹的祖祖拉灌溉網，以及西非各地的水田普及計畫，導致許多民眾染上傳染病。於是，人們將這些疾病稱為「開發病」。

躲在熱帶雨林裡的新病毒

一九六九年，西非奈及利亞拉薩村一座美國人的基督教教會診所，裡面三名護士染上不明原因的出血熱，兩人死亡。死者症狀相當嚴重，內臟遭腐蝕，據說「除了骨頭之外全被病毒吃光」，病患是痛苦而死。這是「拉薩熱」最早的紀錄。後來進行調查，發現一九四〇年代也流行過。

一名感染的美國護士回國後發病，在檢查途中又傳染到康乃狄克州、賓夕法尼亞州，造成一人死亡。研究拉薩熱的耶魯大學教授兼病毒學家，也染上病毒差點喪命，《紐約時報》還報導「出現危險新病毒，應停止研究」。

之後賴比瑞亞、獅子山、幾內亞等西非國家流行起拉薩熱，WHO認為每年平均有十萬至三十萬人感染，約五千人死亡。研究發現，病毒的自然宿主是一種野生老鼠，稱為乳鼠（Mastomys）。一九八七年，從西非獅子山回國的日本測量技術員，驗出了拉薩熱抗體陽性反應，幸好平安無事。

一九七六年，西非三國的森林地區開始流行伊波拉出血熱，二〇一四年更爆發大流行（序章）。

進口實驗動物的威脅

到了二十世紀，需要更多靈長類進行醫學研究與疫苗生產，各國因此大量進口猿猴，造成猿猴病毒傳染給人類的新問題。靈長類的基因與人類相近，特有病毒也更容易傳染給人類。

一九五〇年代起，歐美掀起疫苗研發風潮，需要大量的實驗用猿猴，剛果、烏干達、坦尚尼亞等維多利亞湖周邊國家，捕捉大量猿猴賣給歐美國家，後因國際批判而趨緩。但靈長類保護團體表示，美國每年仍進口約兩萬隻靈長類。

捕捉猿猴讓當地民眾與仲介業者賺取大把鈔票，但他們突然流行起一種怪病，變得乾瘦虛弱，或內臟大量出血而死。這些怪病很可能都是被猿猴傳染；而實驗用靈長類也成了將新病毒帶進歐美的主要途徑。

這個問題第一次浮上檯面，是在一九五八年到六〇年，美國新墨西哥州的霍洛曼（Holloman）空軍基地接連多人罹患肝炎。這座基地有飼養黑猩猩，進行載人太空飛行的實驗，第一隻成功上太空的黑猩猩「火腿」，就是在這座基地接受訓練。

檢查了這些肝炎病患，發現直接接觸過黑猩猩的二十一人，有十一人發病，可見肝炎來自黑猩猩傳染。這些野生黑猩猩都是在西非喀麥隆被捉來的。

馬堡出血熱的教訓

一九六七年八月，前西德的大學城市馬堡市，三名在疫苗製造公司工作的員工突然肌肉痠痛且發高燒，住進馬堡大學醫院。三人症狀都很嚴重，全身出血，沒多久就死亡。隨著日子過去，員工家屬、醫院主治醫師與護士，也跟著發病，病患增加到二十三人。

同時期在法蘭克福，國立保羅埃里希（Paul Ehrlich）研究所的六名員工也發病；另外在前南斯拉夫的貝爾格勒，發生了第三起流行，最後共有三十一人發病，七人死亡，全球爭相報導。這次的病毒與任何已知病毒都不同，被命名為「馬堡出血熱」，後來才知道它是伊波拉出血熱的近親。

發病者都接觸過從非洲烏干達進口的實驗用綠猴。猿猴從烏干達送往貝爾格勒，再送到另外兩座疫苗製造廠。研究員死命追查，還是找不到傳染給綠猴的自然宿主，近年來學界懷疑，自然宿主可能是果蝠。

之後剛果、安哥拉、肯亞、南非等地也零星發生馬堡熱，死亡率為二四%到八八%；一九九八年至二〇〇〇年，剛果廢金礦的淘金者發生集體感染，一百五十四人染病，一百二十八人死亡；二〇〇四至〇五年，安哥拉有三百九十九人發病，三百三十五人死亡；二〇一二年，烏干達有四人死亡，最高死亡率達到八八%。

這件事情震撼全球，日本也成立了「靈長類醫學研究中心」來檢驗進口的靈長類。

源自非洲猿猴的疾病

美國與法國的研究團隊，在喀麥隆調查十九種共七百八十八隻靈長類的血液，分離出牠們身上帶有的病毒。這些靈長類不是被當地人養來吃，就是養來當寵物。其中十六種猿猴，約二〇%感染了該品種特有的SIV（猿猴愛滋病毒），同時也發現四種新種SIV。研究團隊宣布，這些新病毒很可能成為傷害人類的「愛滋預備軍」。

猴痘是非洲野生動物的天花，一旦傳染給人類，症狀嚴重起來就跟天花沒有兩樣。第一例猴痘傳染給人類的病例，出現在一九七〇年的剛果（當時為薩伊）。

猴痘後來也在中非、西非的熱帶雨林零星流行，一九九六至九七年在剛果發生大流行，出現五百一十一人感染。病毒宿主是野生齧齒類，但也會傳染給靈長類與人類，人類染病的致死率約為十%。

除了非洲之外，各地一直沒有人類感染猴痘的報告。然而，二〇〇三年猴痘突然現身美國，在威斯康辛州等五州造成八十一人感染，十九人住院，但無人死亡。

感染源是從非洲進口當寵物的齧齒類甘比亞鼠，這種老鼠被賣到德州的寵物店，在店裡感染了北美原產的松鼠（草原松鼠〔prairie dog〕），買了草原松鼠的人因此發病。

不斷出現的新興傳染病

此外，新興傳染病不斷出現，包括「馬堡出血熱」、「裂谷熱」、「拉薩熱」、「伊波拉出血熱」、「西尼羅熱」、「愛滋病」、「ＳＡＲＳ」……從一九五〇年代末期開始，已經出現了大約四十種新興傳染病。

這些病毒通常來自於豬、牛、老鼠、蝙蝠、野鳥等家畜或野生動物，但很多病毒的自然宿主至今不明。

病毒經過不斷突變，有些病毒開始從宿主傳染到其他種族身上，並順利存活下來。引發ＳＡＲＳ的冠狀病毒，原本沒有人知道它是如此恐怖的疾病，而它是從動物轉移到人類身上，才變得如此凶殘。

環境變化當然也是助力。二〇一二年，美國期刊《環境健康視角》（*Environmental Health Perspectives*）對歐洲三十國的專家實施問卷調查，問題是：「開闢農地、砍伐森林、破壞環境、地球暖化，是否造成傳染病的出現與擴大？」結果半數以上的專家回答：是。

許多研究報告指出，地球暖化讓散播病毒的蚊蟲有了更大的棲息環境。

沒有疾病的世界

每個時代的人類，都夢想著沒有疾病的世界。日本各地的神社寺廟會辦祭典祈求平息瘟疫，展現了祖先的心願。人類有過很多次希望，以為這個夢想就要實現，但三兩下就被微生物反撲。

香港腳、蛀牙、針眼、青春痘，仍有無數人受這些慢性傳染病所苦。

我們的祖先撐過了接連不斷的飢餓、天災、傳染病，幸運留下目前的子孫。但是沒有人敢保證，我們的子孫還能夠繼續幸運地生存下去。讓恐龍絕種的隕石撞擊，七萬四千年前印尼多巴火山的超級大爆發，改變地球天候，差點讓人類滅絕，這些危機隨時可能再發生。

全球大流行的傳染病更讓人真切體認到我們正活在這樣的危機當中。在所有災難中，傳染病的殺人數量最高。隨時都有可能出現某種強大的細菌或病毒，讓人類完全束手無策。一回頭，二〇一四年西非就流行起伊波拉出血熱，蔓延到世界各地。目前人類只能隔離感染者，或逃離疫區。

電影與電視常以疾病之亂為主題，例如經典名作《天外來菌》（The Andromeda Strain，一九七一年），訴說人造衛星掉在小鎮上，帶來了外太空的神祕病原體，害死小鎮居民。《危機總動員》則描述美國進口的寵物猴，引發危險病毒大流行。電影中的病毒學家大喊「大自然是高超的連環殺手」，感覺特別有說服力。

二〇一三年《末日之戰》（World War Z）一上映，就在全球熱賣，這是由布萊德・彼特主演的疾病之亂。世界各地流行起讓人類狂暴的神祕病毒，人類感染後會變成僵屍，被僵屍咬到又會感染。

號稱奪走八千萬條人命的「西班牙流感」，在全球造成電影般的大恐慌；而愛滋病的流行，也讓科幻世界的恐慌成為現實，數百萬人被自己心愛的性伴侶傳染了致命疾病。

自然界裡還躲藏著數不清的病原體，不斷試圖找尋新宿主。電影中的氫彈實驗創造了「哥吉拉」，而藥物濫用也可能創造出怪物病原體。

傳染病溫床不斷擴張

聯合國人口趨勢預測（二〇一三年）指出，全球人口在二〇五〇年會超過九十六億。二十世紀初期，全球只有一五％的人口住在城市裡，到了二〇〇八年，城市人口已經超越農村人口。聯合國估計，二〇三〇年的城市人口將會超過五十億，也就是總人口的七成以上。二〇一〇到二五年間，全球百萬人口以上城市會從三百二十四個增加到五百二十四個，一千萬人以上的超級城市會從十九個暴增到二十七個。

城市人口的增加，大多發生在開發中地區（撒哈拉沙漠以南的非洲，南亞，西亞）的城市貧民窟。二〇〇五年，非洲城市貧民窟人口占城市總人口的比例達七成以上，南亞則將近六成。非洲貧民窟人口每十五年會翻倍，西亞則是二十六年翻倍，城市貧民窟簡直就是微生物的培養皿。

隨著人類擴大勢力範圍，不斷破壞森林與濕地，野生動物的棲息地也日漸縮小，微生物為了尋找新宿主，因而改寄生在人類體內。最好的例子，就是蝙蝠在西非引發的伊波拉出血熱，以及婆羅洲的立百病毒大流行。

人口增加，食用肉的產量也提升。聯合國糧食計畫署（ＦＡＯ）預測，全球食用肉消耗量從二〇一〇年到五〇年，會成長至一．七倍。而新增的家畜會造成傳染病流行，或激發新的疾病。

世界高齡化與傳染病

考慮到往後全球人口增加與高齡化，傳染病將更具威脅性。二十世紀前葉的集體流行，發生在學校與軍隊中，但二十一世紀末葉將在老人安養院裡流行。

根據聯合國預測，二〇五〇年全球六十五歲以上人口，將從目前的八%成長到一八%。到時日本的高齡比例會是三八．八%（二〇一〇年為二二．七%），中國為二五．六%（目前八．二%），美國為二一．二%（目前一三．一%），印度一三．五%（目前四．九%）。日本無論是現在或到了二〇五〇年，都一樣是高齡化的世界冠軍。

根據聯合國預測，二〇五〇年的日本平均壽命，女性為九十一歲（目前八十六），男性八十四歲（目前八十）。代表每一．三個勞動人口（十五至六十四歲）就要撫養一個六十五歲以上的老人，看護人力將驟減。

根據聯合國預測，全球高齡化會製造大量的貧困老人，問題包括「被迫住在不衛生的環境中」、「沒有醫師可看診」、「沒有充分營養」、「沒有人照顧」。高齡人口通常會減少外出，自我孤立，也就缺少獲取免疫力的機會。這樣反而更容易發病，一旦發病就容易重症。

病毒的體積只有人的十億分之一，細菌也只有百萬分之一。人的基因有三萬多個，病毒最多只有三百個，細菌則是一千到七千五百個。

站在地球進化巔峰的人類，與最原始的微生物爭個你死我活。有時人類得犧牲許多同胞，獲得免疫力；有時則耗費巨資研發新藥抵抗，微生物也見招拆招，不斷出新招。人類與微生物的戰局尚未明朗，「紅心皇后」的你追我跑想必還要繼續下去。

後記——對疾病環境史的挑戰

去做健康檢查時，護士給了我一份文件，要在檢查前回答一大串問題。文件很麻煩，我隨便填了就交出去，結果年輕護士教訓我：「請確實填寫您的疾病經歷。」

沒辦法，我只好老實寫下「瘧疾四次，霍亂、登革熱、阿米巴原蟲痢疾、利什曼（Leishmania）病、跳蚤發疹熱各一次，不明原因的高燒與腹瀉數次……」，不料交出去之後護士又罵我：「我很忙的，請不要開玩笑好嗎？」

這可不是開玩笑，我長期在非洲、亞馬遜、婆羅洲工作，就算小心提防，還是得過許多傳染病。想起在叢林帳篷裡發高燒，意識模糊，或者整個晚上蹲在馬桶上走不開，都是慘痛的回憶，不禁要佩服自己竟然還活著。

寫完這份原稿正要鬆口氣，就看到西非發生伊波拉出血熱流行的快報；再轉個身，東京都中心又發生登革熱，連忙補充在原稿裡。我之前調查伊波拉出血熱疫區時，曾在路邊買煙燻猴子肉來吃，看到伊波拉出血熱的新聞真是頭皮發麻。同時，我想起之前罹患登革熱，全身關節刺痛不已的噩夢。

日本自詡醫學與公共衛生先進，但四處都隱藏著這樣凶猛的病毒。而且這兩種病毒已經流行過，歷經無數基因突變。人類與病原體的戰爭，是永恆的宿命，往後應該還會有第二次、第三次伊波拉出血熱流行。讀者只要讀過本書，就會知道原因。

過去半世紀，我一直專注於環保問題，最近才關注起環境史，從環境史的立場下筆探討「文明」、「森林」、「名著」、「非洲」、「天災」、「火山爆發」、「鐵絲網」等主題，本書則是挑戰我一直很感興趣的疾病，到底與環境史有何關聯。剛開始提筆，感覺向病原體報了一箭之仇，但當我寫完，才發現病原體也跟人類一樣忍受環境變遷，是一同進化的好戰友。

人類不斷打造引發疾病流行的環境，往後疾病流行的風險應該會更高。不只日本，世界各國的人口都愈來愈密集、老化愈來愈嚴重，而兩者都是傳染病大流行的溫床。

我推測往後的傳染病流行會引發「二次災害」，就像阪神淡路大地震和東日本大地震，「震災相關致死」的人大多是老年人，尤其死於肺炎的人最多，主要原因是避難所環境不好，密度又高。日本的未來實在令人擔憂，少子高齡化已經病入膏肓，不久之後還可能有超級大地震，以及愈來愈凶悍的異常氣象……如今看來還得再多加一個危險傳染病大流行。

本書為網路雜誌《歷史REAL WEB》二〇一三年至一四年的連載文章，經過全面改寫而成。要簡單解釋醫學與基因實在很困難，如果造成誤會敬請見諒。

從網路連載到出版成書，多虧了洋泉社的藤原清貴先生、喜名景一郎先生，以及幫我蒐集資料的脇山真木先生，在此由衷致謝。

二〇一四年十一月二十日

石弘之

此次在角川Sophia文庫重新出版，受到KADOKAWA文藝的堀由紀子女士多方協助，在此一併致謝。

國家圖書館出版品預行編目(CIP)資料

傳染病的世界史 / 石弘之著 ; 李漢庭譯. -- 初版. -- 新北市 : 木馬文化出版 : 遠足文化發行, 2020.10
272 面 ; 14.8 × 21 公分

ISBN 978-986-359-834-3 (平裝). --

1. 傳染性疾病 2. 世界史

415.2309 109012692

傳染病的世界史：
人類二十萬年興亡史上最大戰爭！
感染症の世界史

作　　者　石弘之
譯　　者　李漢庭
社　　長　陳蕙慧
副總編輯　戴偉傑
特約主編　周小仙
行銷企畫　陳雅雯、尹子麟、洪啟軒
封面設計　兒日設計
內頁排版　極翔企業有限公司
集團社長　郭重興
發行人兼出版總監　曾大福
印　　務　黃禮賢、李孟儒
出　　版　木馬文化事業股份有限公司
發　　行　遠足文化事業股份有限公司
地　　址　231新北市新店區民權路108之4號8樓
電　　話　02-2218-1417　傳　　真　02-8667-1065
Email　service@bookrep.com.tw
郵撥帳號　19588272 木馬文化事業股份有限公司
客服專線　0800221029
法律顧問　華陽國際專利商標事務所　蘇文生律師
印　　刷　前進彩藝有限公司
初　　版　2020年10月
初版二刷　2021年1月
定　　價　新臺幣360元
ISBN 978-986-359-834-3

有著作權，侵害必究
歡迎團體訂購，另有優惠，請洽業務部02-22181417分機1124、1135
特別聲明：有關本書中的言論內容，不代表本公司 / 出版集團之立場與意見，文責由作者自行承擔。

KANSENSHO NO SEKAISHI
©Hiroyuki Ishi 2014, 2018
First published in Japan in 2018 by KADOKAWA CORPORATION, Tokyo.
Complex Chinese translation rights arranged with KADOKAWA CORPORATION, Tokyo through AMANN CO., LTD., Taipei.